INCREÍBLES Y SENCILLOS HACKS PARA LA VIDA

Una Colección de Mini Consejos que te Ahorraran
Tiempo, Dinero y Energía

GARDNER SIMS

información se realiza sin contrato y sin ningún tipo de garantía endosada.

El uso de marcas comerciales en este documento carece de consentimiento, y la publicación de la marca comercial no tiene ni el permiso ni el respaldo del propietario de la misma.

Todas las marcas comerciales dentro de este libro se usan solo para fines de aclaración y pertenecen a sus propietarios, quienes no están relacionados con este documento.

Índice

Introducción

El término "*hack*" se deriva (si es que este término aún está en pañales necesita una derivación) de los trucos técnicos que los programadores y otros *geeks* (personas fascinadas con la tecnología y la informática) han creado para hacer sus vidas más fáciles.

Esto generalmente significaba métodos para organizar datos, pequeños atajos para sincronizar archivos, scripts únicos que automatizaban las tareas diarias, etc. Todas estas cosas eran personales, a menudo se adaptaban completamente a la situación y no se compartían con nadie. El término *hack* nació cuando se realizó la sugerencia de compartir estos trucos para ver si otros podrían beneficiarse de los atajos.

El término, al ser más genérico que la derivación original, se amplió a una definición más amplia a medida que se difundió el conocimiento.

Hoy en día, los *hacks* son básicamente cualquier cosa que sea una solución a un problema cotidiano, frustración, etc. Como resultado, podemos ver que el término se usa para describir soluciones para organizarse, perder peso, hablar en público, hacer mejor el trabajo profesional, gestionar el tiempo, etc. Como tal, el uso actual probablemente refleja con mayor precisión el término en sí.

"Vida" es un término genérico que todos usamos para describir prácticamente todo lo que no sea aquello por lo que nos pagan principalmente o a lo que realmente nos dedicamos. A menudo preguntamos a la gente cómo va el trabajo y la vida y nos referimos a casi todo en la "vida" de esa persona.

Los términos "*hackear*", "piratear" y "*hacker*" tienen una historia larga (y problemática) en las comunidades informáticas y *geek*, particularmente dentro de las multitudes de código abierto. Como muchos otros términos realmente útiles, las definiciones directas son difíciles porque "*hackear*" es la palabra adecuada para los conceptos involucrados.

Sin embargo, según el tipo de jerga, el resumen más rápido a un *hack* de vida es "una aplicación apropiada de ingenio" a un problema.

Los *hacks* de la vida generalmente se aplican a las cosas secundarias de nuestras vidas. Sin embargo, como lo que es "secundario" es diferente para casi todos, se pueden aplicar en cualquier lugar.

Por ejemplo, para alguien laborando como desarrollador web, si bien un *hack* rápido de Javascript o PHP directamente relacionado con el trabajo profesional sería un *hack*, no sería un *hack* de vida.

Del mismo modo, hay gente a la que pagan para escribir códigos, no para mantener sus escritorios limpios o sus archivos organizados. Esas cosas son secundarias a su trabajo principal. Sin embargo, cuando esas cosas secundarias están funcionando, se hace mejor el trabajo principal.

Esto se extiende más allá de nuestra ocupación a todo lo que realmente nos tomamos en serio.

Los *hacks* de vida tienden a surgir principalmente en la parte gruesa de la curva de campana en cuanto a la forma en que la persona que aplicará el truco ve el problema. Lo que eso significa es que un buen *hack* es una solución realmente útil para un problema para muchas personas, pero no para las personas que experimentan el problema en un nivel diferente al nivel "normal" del problema.

Para las personas que ven el problema como si no fuera un problema en absoluto, el *hack* de vida es excesivo. Para aquellos que lidian con el problema a gran escala o a nivel profesional, el *hack* es inadecuado. Sin embargo, para el resto en el medio (la mayoría de nosotros), el truco da en el clavo. Es suficiente para resolver el problema sin ser la solución industrial/profesional/empresarial que necesitan los profesionales. Va a ser obvio para el profesional y exagerado para el forastero.

El filtrado de spam es un buen ejemplo. Aunque está disminuyendo, hay un grupo que recibe tan pocos correos electrónicos que el spam no es un problema. Su correo electrónico solo se usa para el trabajo, nunca se comparte con el exterior y el único mensaje de spam que reciben en una semana se elimina fácilmente. Para ellos, cualquier esfuerzo dedicado a filtrarlo sería excesivo.

Para algunos otros de nosotros, los miles de mensajes por día que pasan por el correo electrónico incluyen cientos o miles de mensajes de spam que por sí solos excluye muchos de los trucos simples de correo electrónico para filtrarlos. Se requieren más soluciones especializadas para ese extremo del espectro. Sin embargo, para la gran mayoría en el medio, hay bastantes *hacks* decentes que eliminarán la mayor parte del problema del spam.

Por lo tanto, un buen truco soluciona un problema en tu vida que necesita una solución ingeniosa, pero más barata y más rápida que la solución "correcta", al tiempo que brinda el placer adicional de haber resuelto el problema de manera única.

En este momento, el término está siendo utilizado principalmente por *geeks* (donde se originó el término) y por la "multitud de iPod" de 20 y tantos años que tiende a ser activa en los blogs y tiene la tecnología bastante bien integrada en sus vidas. Sin embargo, dado el gran atractivo de este tipo de soluciones, lo más probable es que la demografía de las personas interesadas en el *hacking* de la vida crezca considerablemente en el futuro cercano.

En este libro, encontraremos más de 350 *hacks* de vida organizados en algunos de los aspectos más relevantes del día a día: el hogar, los trabajos manuales, la cocina, la jardinería, la salud, la tecnología, la convivencia con niños, la atención y la convivencia con mascotas.

Cada uno de estos consejos te ayudará a ser un poco más eficiente en cosas tan sencillas como acomodar los cables de tus aparatos electrónicos, conocer atajos dentro del teclado de tu computadora, ahorrar tiempo cuando debas cuidar a un niño o hacer a tu mascota más feliz. Sin duda puedes definir si cada uno de estos *hacks* es aplicable a tu vida o no, pero la posibilidad de ahorrar esfuerzo y tiempo es siempre bienvenida. ¡Conozcamos todas estas alternativas!

Hacks del hogar

A VECES PUEDE PARECER que podrías pasar el resto de tu vida tratando de limpiar y organizar tu hogar y nunca tachar cada elemento de tu lista de tareas pendientes. Sin embargo, el hecho de que tengas poco tiempo no significa que debas ignorar los proyectos que estás ansioso o ansiosa por realizar.

Ya sea que estés buscando dejar tu casa impecable rápidamente o simplemente quieras agregar un atractivo estético adicional a tu espacio, hay una manera fácil de abordar todas esas tareas mientras ahorras tiempo en el camino.

1. Destapa un desagüe atascado con café

Ya sea que el fregadero de tu cocina retenga agua o que tu bañera no drene después de otro corte de cabello en el hogar, existe una solución fácil para esos problemas de plomería que no implica un viaje a la tienda.

Los posos de café se pueden mezclar con jabón para platos y agua hirviendo para destapar los desagües. Se recomienda mezclar los pozos con jabón y agregar la mezcla en el desagüe, seguido de un largo vertido de agua hirviendo.

La combinación de estos elementos romperá lo que esté obstruyendo las tuberías.

2. Usa café molido como desengrasante

¿Tienes restos de café molido después de tomar tu bebida matutina? Úsalos para abordar ese anillo alrededor de la bañera. Solo frota un poco de café molido en la grasa, agrega el jabón y se eliminará suavemente cualquier residuo. Enjuaga la mezcla con agua tibia después y ¡listo! Una tina relucientemente limpia.

3. Usa aceites esenciales para pulir muebles

¿No tienes cera para los muebles a mano? ¡No hay problema! Los aceites esenciales son excelentes para refrescar los muebles de madera. Puedes usar aceite esencial de limón para pulir rápidamente cualquier madera oscura y limpiar manchas y salpicaduras de manera efectiva.

. . .

El aceite de árbol de té es otro pulidor de muebles efectivo y tiene el beneficio adicional de ser un elemento disuasorio para los insectos.

Sin embargo, se advierte contra el uso de este truco en las superficies de preparación de alimentos, ya que muchos aceites esenciales no son seguros para el consumo.

4. Elimina los pequeños rayones en los muebles con pasta de dientes

Todos acabamos con pequeños arañazos en los acabados de nuestros muebles de vez en cuando. Sin embargo, antes de gastar cientos de dólares para restaurar tu sofá, intenta usar un poco de pasta de dientes para eliminar esas marcas.

Usando una cantidad de pasta (que no sea de gel) del tamaño de un guisante, frota el rasguño con un movimiento circular hasta que se pula, y luego limpia el resto con una toalla húmeda.

5. Retira la cera de las velas de los muebles con cubitos de hielo

Si alguna vez derramas cera de vela sobre un mueble, no te arriesgues a arruinar el acabado tratando de rasparlo. En su lugar, llena una bolsa de plástico con cubitos de hielo, colócala sobre la cera y déjala reposar durante unos minutos. Una vez que la cera se haya enfriado y endurecido lo suficiente, puedes recogerla fácilmente sin arruinar el acabado o la tela de tus muebles.

6. Saca las manchas de la alfombra con una plancha de vapor

¿Derramaste un poco de cera caliente en tu alfombra peluda? ¡No hay problema! Simplemente coloca una bolsa de papel sobre la cera y pasa suavemente una plancha de vapor por el área. El vapor ayudará a levantar la cera de la alfombra y hará que se adhiera a la bolsa.

7. Usa un secador de pelo para quitar las marcas de crayón de las paredes

Si a tus hijos o sobrinos les gusta usar tus paredes blancas como su lienzo de crayón personal, no se pierden todas las esperanzas. Simplemente calienta la parte afectada de la pared con un secador de pelo durante unos segundos para ablandar la cera del crayón y luego limpia las marcas con un paño, suavemente.

8. Utiliza aceite de cocina para deshacerte de los residuos de etiquetas adhesivas

Cualquiera que haya quitado alguna vez la etiqueta de un frasco sabe lo frustrante que puede ser cuando la mancha permanece tan pegajosa como la miel. Afortunadamente, el aceite de cocina hace que sea muy fácil deshacerse de ese residuo.

Usando una almohadilla de algodón y un poco de aceite de cocina, frota el área pegajosa y déjala reposar durante unos minutos. Una vez que el aceite se haya asentado, se limpiará fácilmente.

9. Usa vinagre para eliminar los olores de tu microondas

Si tu microondas huele menos que fresco, hay una manera simple de limpiarlo y dejarlo libre de olores sin usar productos químicos agresivos. Simplemente coloca un tazón de vinagre en el microondas por alrededor de cinco minutos y simplemente límpialo después.

10. Utiliza vinagre para que tus superficies queden sin rayas

Logra que esos espejos y ventanas manchados sean cosa del pasado usando vinagre blanco en lugar de tu líquido de limpieza habitual a base de amoníaco. Haz una solución rápida con agua fría y vinagre blanco, rocíala en el área y limpia con un paño de microfibra limpio.

11. Usa tenazas de cocina envueltas en toallas para limpiar las persianas

¿Tienes dificultades para quitar todo el polvo de tus persianas? Todo lo que necesitas son algunos artículos que ya tienes en tu hogar para que queden impecablemente limpios. Simplemente envuelve paños de cocina alrededor de cada lado de un par de pinzas, asegúralos con bandas elásticas y tendrás tu propio plumero de bricolaje.

12. Limita la cantidad de agua que usa tu inodoro colocando un objeto pesado en el tanque

¿Tu factura de agua es escandalosamente alta? El tanque del inodoro demasiado lleno podría ser el problema. Para ayudar a reducir el costo, coloca un ladrillo u otro objeto pesado dentro del tanque. Esto reemplazará al menos unas pocas tazas de agua, ayudándote a reducir la cantidad que usas con cada descarga.

13. Limpia la taza del inodoro con enjuague bucal

Cuando la taza del inodoro necesite una buena limpieza, toma tu enjuague bucal en lugar de ir a la tienda a comprar otro producto de limpieza costoso e innecesario. Simplemente vierte una tapa llena de enjuague en la taza del inodoro y déjalo reposar durante media hora. Cuando estés listo o lista para fregar el tazón, la suciedad se quitará fácilmente.

· · ·

14. Mantén tu cepillo de dientes fuera de la encimera sucia con una pinza para la ropa

El mostrador de tu baño está repleto de gérmenes, por lo que es el último lugar donde quieres que esté tu cepillo de dientes. Y si no quieres gastar dinero en una gran cantidad de nuevos accesorios para el baño, una pinza para la ropa es igual de efectiva para sostener tu cepillo de dientes, lejos de todas esas bacterias.

15. Usa una segunda barra de ducha para guardar artículos de tocador

En lugar de dejar que tus esponjas, esponjas vegetales y artículos de tocador más pequeños languidezcan en tu ducha húmeda e inevitablemente se conviertan en un caldo de cultivo para las bacterias, cuélgalos.

Todo lo que tienes que hacer es instalar una barra de tensión secundaria en tu ducha y colocar algunas bolsas de malla en los ganchos en S para evitar que los suministros de la ducha se llenen de agua. ¡Es uno de esos simples trucos caseros que te ahorra tiempo y dinero a largo plazo.

16. Envuelve una banda elástica alrededor del cuello de un dispensador de jabón para evitar el uso excesivo

Si tienes pequeños que piensan que cada sesión de lavado de manos merece usar una taza de jabón, este truco puede ahorrarte mucho dinero. Envolver una banda elástica alrededor del cuello de un dispensador de jabón reducirá su flujo, lo que significa que obtendrás una cantidad adecuada de jabón con cada bomba y no usarás una botella entera cada semana.

17. Usa una rejilla magnética para mantener ordenadas las especias

Si tú eres como la mayoría de las personas, tu gabinete de especias probablemente necesite una reorganización seria. Afortunadamente, un especiero magnético puede matar dos pájaros de un tiro al hacer que tus especias estén más organizadas y al darte algo para poner en su refrigerador además de facturas y listas de compras. Es decorativo y funcional, ¿qué podría ser mejor?

18. Limpia una sartén con tabletas de Alka-Seltzer

¿Ese desastre de la cena no se mueve de tu sartén? Llénalo con agua caliente, coloca una tableta de Alka-Seltzer y déjalo reposar. En unos 15 minutos, ese desorden debería limpiarse fácilmente.

19. Utiliza luces LED adhesivas para iluminar gabinetes oscuros

Si se trata de una cocina más oscura de lo ideal, puedes usar algunas luces LED para iluminar las cosas. En lugar de instalar costosas luces debajo de los gabinetes, algunos LED adhesivos pueden ayudar a iluminar tus encimeras y gabinetes prácticamente sin costo alguno.

20. Organiza los elementos esenciales de tu baño con una bandeja para cubiertos

Las bandejas para cubiertos no solo son buenas para tenedores, cucharas y cuchillos. En el baño, también puedes usar estos prácticos y elegantes accesorios para almacenar y organizar todos tus elementos esenciales, desde cepillos de dientes y pasta de dientes hasta brochas de maquillaje y tubos de rímel.

21. Use tirantes para mantener una sábana bien ajustada al colchón

Si encuentras que tus sábanas ajustables se deslizan de las esquinas de tu cama, no busques más allá de tu armario para encontrar una solución fácil. Toma un par de tirantes elásticos, sujeta un extremo a cada esquina debajo del colchón y tu sábana seguramente permanecerá en su lugar.

Rellena con una tira de aislamiento de espuma para tuberías el espacio entre la lavadora y la secadora o colócala a lo largo de la pared. De esa manera, los calcetines no pueden caer al abismo.

. . .

22. Deja de perder calcetines

Rellena con una tira de aislamiento de espuma para tuberías el espacio entre la lavadora y la secadora o colócala a lo largo de la pared. De esa manera, los calcetines no pueden caer al abismo.

23. Elimine las arrugas de su ropa con cero esfuerzo

Deshazte de la plancha o el vaporizador de mano que consumen mucho tiempo para quitar las arrugas de una camisa o pantalones. Tira unos cubitos de hielo o una toallita húmeda en la secadora con tu ropa arrugada. A medida que el hielo se derrita y el agua se convierta en vapor, eliminará las arrugas.

Este truco no es tan efectivo con prendas más pesadas, pero es un milagro para telas más ligeras. La mejor parte es que no tienes que configurar la secadora por más de 10 minutos para que funcione.

24. Perfora un agujero en el fondo de tu bote de basura para evitar que las bolsas se peguen

Hay pocas cosas más frustrantes que tratar de sacar una bolsa de basura del contenedor, solo para descubrir que la bolsa se está aferrando al contenedor para salvar su vida.

· · ·

Afortunadamente, todo lo que tienes que hacer es perforar un pequeño agujero en el fondo de tu bote de basura para deshacerte del sello similar a una aspiradora que a menudo hace que las bolsas se peguen.

25. Agrega un poco de papel en el fondo de tu bolsa de basura para evitar que se derramen líquidos

Antes de tirar otro desastre líquido en la bolsa de basura, primero agrega un poco de periódico viejo en el fondo. Al agregar esa capa, se logra atrapar y absorber las fugas antes de que gotee sobre ti el día de sacar la basura.

26. Guarda las bolsas de plástico en un recipiente vacío de toallitas desinfectantes

Hay una manera fácil (y ordenada) de guardar todas esas bolsas de plástico que inevitablemente se empiezan a amontonar en algún rincón de tu casa. Una vez que hayas terminado de usar un recipiente de toallitas desinfectantes, coloca las bolsas de plástico en él y sácalas según sea necesario. ¡Incluso puedes guardar este envase en tu automóvil para que nunca olvides tus bolsas cuando vas a hacer las compras!

27. Usa pajitas de plástico para ayudar a que las flores marchitas se mantengan erguidas

Las flores marchitas no son exactamente la decoración del hogar más agradable estéticamente. Sin embargo, no tienes que tirar ese ramo solo porque empieza a verse triste.

Más bien, puedes colocar pajitas de plástico alrededor de los tallos de las flores para que se mantengan erguidas y aún puedan obtener los nutrientes necesarios del agua en su florero.

28. Repara un agujero en tu mosquitero con esmalte de uñas transparente

Un agujero en el mosquitero de la puerta o ventana hace que todo sea prácticamente inútil. Afortunadamente, hay una solución simple para esas pequeñas lágrimas: esmalte de uñas transparente. Si tienes un pequeño agujero en el mosquitero, pero no quieres reemplazar todo, simplemente agrega un poco de esmalte de uñas transparente donde haya una rasgadura y estará como nuevo en minutos.

29. Organiza las tapas de ollas y sartenes con un revistero

No se puede negar que las tapas de ollas y sartenes ocupan más espacio del que les corresponde en los gabinetes. ¿La solución? Usa un revistero de alambre vertical para mantenerlos organizados en el interior de la puerta de tu gabinete.

. . .

30. Tabla de cortar antideslizante

La mayoría de las tablas de cortar no vienen con ningún tipo de superficie de goma en la parte inferior para evitar que se deslicen sobre la encimera, pero con un par de bandas de goma, puedes estabilizar la tabla de cortar y evitar que se mueva durante el uso.

Desliza dos bandas elásticas, una en cada extremo de la tabla de cortar, y estarás listo o lista para comenzar a cortar.

Asegúrate de que las bandas elásticas queden planas y no estén torcidas cuando las coloques para que la tabla quede firme sobre la encimera.

31. Evita que las puertas se bloqueen con una banda elástica

Si tienes cerraduras delicadas en tus puertas y mascotas y niños correteando por la casa, sabes lo fácil que es quedarse fuera de una habitación y no poder entrar. Afortunadamente, todo lo que necesitas es una banda elástica para impedir que las puertas se cierren herméticamente.

Simplemente enrolla la banda elástica alrededor de la perilla de una puerta, girándola sobre el cerrojo para que quede presionado en la puerta. Luego, pasa el otro extremo de la banda sobre el otro pomo de la puerta y nunca más te quedarás fuera accidentalmente.

32. Evita que tu puerta golpee la pared cubriendo el pomo con una pelota de tenis

Si vives con alguien que parece incapaz de abrir una puerta suavemente, hay una solución rápida y fácil que salvará tu cordura y tus paredes. Simplemente corta una hendidura en una pelota de tenis y envuélvela alrededor de la perilla afectada; cuando la puerta golpea la pared con fuerza, rebota en lugar de dejar una muesca.

33. Usa un flotador fideo de espuma para evitar abolladuras en la puerta de tu automóvil

Pocas cosas son peores que estampar la puerta de tu automóvil directamente contra la pared de tu garaje. ¿Las buenas noticias? Hay una solución fácil. Si tienes un flotador de piscina viejo por ahí, puedes cortarlo por la mitad y pegarlo a la pared del garaje, asegurándote de alinearlo con la altura de la manija de la puerta. De esa manera, si accidentalmente abres demasiado la puerta, golpeará el fideo suave en lugar de la pared dura.

34. Cuelga un cuadro sobre bisagras para ocultar un antiestético sistema de alarma

Si bien los sistemas de alarma pueden brindarte tranquilidad, no siempre son agradables a la vista. Y si deseas que tus alarmas se mezclen a la perfección con tu decoración existente, todo lo que necesitas es una obra de arte y algunas bisagras. Usa dos bisagras para sujetar tu pintura a la pared cerca de tu panel de alarma, y tendrás una manera fácil de cubrirla mientras la mantienes accesible.

35. Coloca cinta adhesiva antes de clavar en las paredes de yeso

Aunque las paredes de yeso ofrecen una mejor insonorización que los paneles de yeso, también tienen una buena cantidad de problemas, especialmente cuando intentas colgar algo en ellos. Sin embargo, todo lo que se necesita es una pequeña cinta para solucionar el problema.

Antes de clavar un agujero en la pared de yeso, coloca un pequeño cuadrado de cinta adhesiva o cinta de pintor sobre el área donde colocarás el clavo. De esa manera, cuando clavas el yeso, es poco probable que se descascare o esparza polvo.

36. Mantén los clavos accesibles agregando un poco de cinta magnética al mango de tu martillo

Cualquiera que haya martillado un clavo sabe que es increíblemente fácil perderlo. ¿La solución? Agrega una tira de cinta magnética al mango de tu martillo y podrás mantener esos clavos justo donde los necesitas.

37. Usa tarros de albañilería para almacenar el exceso de pintura

Las latas de pintura son engorrosas, antiestéticas y, si no están bien selladas, pueden secar la pintura prematuramente. Entonces, si deseas mantener contenido el exceso de pintura, usa un tarro de albañilería. Simplemente vierte la pintura y asegúrate de que la tapa esté bien atornillada para una mejor alternativa a esas enormes latas de aluminio.

38. Retira el exceso de pintura de tu pincel con una banda elástica

Limpiar el exceso de pintura en el borde del bote de pintura solo puede dejarla pegajosa y difícil de volver a sellar. Sin embargo, hay una mejor opción para lidiar con ese producto extra. Si envuelves una banda elástica (o dos) alrededor de la parte abierta de la lata de pintura, puedes usarla para limpiar el exceso de pintura y asegurarte de tener la cantidad perfecta en la brocha cada vez.

39. Recubre los bordes de un área enmasillada con cinta de pintor

Hay pocas cosas que hacen que una bañera o una ventana se vean menos presentables que una línea desordenada de masilla. Para asegurarte de que siempre tengas una superficie perfectamente enmasillada, usa cinta de pintor a ambos lados de donde irá la masilla.

· · ·

40. Quita el pelo de las mascotas de los muebles con una escobilla de goma

Puede que ames a tus mascotas, pero lo más probable es que no te guste cubrirte con su pelaje cada vez que te sientas en un mueble tapizado en tela. En lugar de gastar un sinfín de dinero en rodillos quita pelusas que apenas recogen nada, usa una escobilla de goma para deshacerte de todo el exceso de cabello, ¡se desprenderá fácilmente de una sola pasada!

41. Protege tus muebles de las garras de tu gato con papel de aluminio

¿Hay alguna parte específica de tu sofá que tu gato no deja de arañar? Si es así, cubre esa área con papel de aluminio. La incómoda sensación del florete contra sus garras debería ser lo suficientemente desagradable como para disuadirlos en el futuro.

42. Haz que tu casa huela fresca calentando una vaina de vainilla en agua en la estufa

Los ambientadores pueden oler muy bien, pero lo que le están haciendo a los pulmones no es tan benéfico: se han relacionado con una gran cantidad de enfermedades respiratorias, así como con la irritación de los ojos.

Afortunadamente, hay una alternativa simple: al hervir a fuego lento una vaina de vainilla en dos tazas de agua en la estufa (y agregar algunos dientes de canela si deseas un aroma más picante), puedes perfumar el aire de tu casa sin poner en peligro tu salud.

43. Haz que sus alfombras sean antideslizantes agregando una línea de masilla en la parte inferior

¿Quieres que tus alfombras sean más seguras sin invertir en costosas almohadillas para alfombras? Simplemente agrega unas cuantas líneas de sellador en la parte inferior de la alfombra para evitar que se mueva y detén los resbalones antes de que comiencen.

44. Coloca deslizadores de muebles pequeños en el fondo de las macetas para evitar rayones

Las plantas pueden alegrar instantáneamente cualquier hogar, pero las macetas pesadas a menudo pueden parecer más problemáticas de lo que valen, especialmente porque tienen la mala costumbre de raspar las superficies sobre las que se sientan.

Para ayudar a evitar que las macetas dañen los pisos o los marcos de las ventanas, simplemente coloca deslizadores de muebles debajo de cada maceta. Te sentirás bien sabiendo que tus superficies forradas de flores no tienen marcas.

. . .

45. Mantén tu jardín verde con una vieja botella de agua

Los rociadores y otros artilugios de jardinería de lujo pueden costar un centavo.

Las botellas vacías, por otro lado, se pueden encontrar en cualquier contenedor de reciclaje doméstico y se pueden transformar fácilmente en aspersores completamente funcionales.

Todo lo que tienes que hacer es perforar algunos agujeros en la botella y pegarla con cinta adhesiva a la manguera para obtener un aspersor reciclado fabuloso.

46. Guarda cuidadosamente el papel de regalo en una bolsa para ropa

El papel de regalo es útil durante la temporada navideña y en los cumpleaños ocasionales, pero durante el resto del año, simplemente sirve para que tu casa se vea desordenada. Por lo tanto, si deseas almacenar cuidadosamente tu papel de regalo durante todo el año, reserva una bolsa de ropa solo para sus rollos. Puedes colgar este porta-trajes en tu armario de abrigos y cuando llegue el momento de envolver un regalo, sabrás exactamente adónde ir por todos tus suministros.

46. Pega un sujetapapeles al final de un rollo de cinta adhesiva

En lugar de desperdiciar cinta adhesiva doblándola

para marcar dónde termina el rollo, usa un clip para papel. Con este método, no tendrás que palpar con las uñas, pero tampoco tendrás que cortar esa pulgada de cinta perfectamente buena que has doblado.

47. Congela las fundas de tus almohadas antes de meterte en la cama en una noche calurosa

En noches particularmente calurosas, puede resultar especialmente difícil ponerse cómodo en la cama. Afortunadamente, aún puedes refrescarte sin usar tu aire acondicionado. Simplemente rocía la funda de tu almohada con un poco de agua y congélala durante 20 minutos antes de colocarla sobre la almohada. Esto la enfriará por el tiempo suficiente para que puedas dormir fácilmente.

48. Pinta tus llaves para nunca confundirlas

¿Cómo se supone que debes diferenciar las llaves de tu casa, las llaves de tu oficina, las llaves de tu automóvil y las llaves de tu correo cuando todas se ven prácticamente iguales? ¡Con pintura, por supuesto! Siempre que te sientas capaz de recordar un sistema codificado por colores, pintar cada una de tus llaves con su propio color distintivo asegurará que nunca más pierdas el tiempo probando cada una de ellas cada vez que necesites abrir la puerta de tu casa.

49. Facilita el meter las llaves a tu llavero

¿Quieres insertar una nueva llave en tu llavero? Usa

una moneda para mantener el anillo separado y así facilitarás el colocar tu nueva llave.

50. Guarda tus herramientas de peinado en un revistero

Esos revisteros de alambre almacenan herramientas de peinado tan bien como almacenan revistas.

Si tienes un montón de rizadores y alisadores para el cabello, usa algunos de estos organizadores de oficina para mantener tus herramientas en un lugar conveniente, y sin correr el riesgo de quemar una superficie de madera o plástico en el camino.

2

Hacks para los trabajos manuales

Uno de los aspectos más aplicables a los *hacks* de vida son las reparaciones del hogar y los trabajos manuales. Desde prevenir cierto tipo de problemas hasta obtener mayor espacio y comodidad, siempre es benéfico tener alguno que otro truco bajo la manga para hacer estas arduas tareas un poco más fáciles. Ahorrarás bastante tiempo después de adoptar estos trucos caseros.

Presa del piso del garaje

Los pisos de los garajes son propensos a encharcarse: inundaciones de primavera, hielo derretido de los neumáticos, lo que sea. Puedes mantener el agua alejada de tus herramientas y juguetes con un dique hecho de espuma expansiva. Se adhiere, es resistente al agua y se puede caminar o conducir sobre él sin dañarlo. Y cuando llegue el verano, desaparecerá de inmediato.

. . .

Obtén almacenamiento superior en el garaje

Guarda los artículos voluminosos en lo alto uniendo con cemento un estante simple, utilizando tubos y accesorios de PVC de 2 pulgadas. Atornilla la tubería recta a las vigas del techo para soportar cargas pesadas y atornille las piezas en ángulo de los conectores en 'estrella' en la abrazadera transversal para estabilizar todo estante La superficie lisa del PVC facilita la carga y descarga.

Limpia tus canaletas sin escalera

Este limpiador de canaletas es económico, toma alrededor de 10 minutos para prepararlo y te ayudará a evitar subir escaleras. Compra 3/4 de pulgada de tubería de PVC, dos codos de PVC, un acoplamiento de manguera de jardín y una tapa en cualquier ferretería o tienda especializada.

Debes taladrar agujeros de 1/16 pulgadas en la tapa. Haz el mango lo suficientemente largo para llegar cómodamente a las canaletas y pega las partes con pegamento para PVC.

Tendrás un gran protector de canaletas para tu hogar.

Portabicicletas

Usa tubería de PVC para construir un portabicicletas.

Perfecto para una esquina del garaje, puedes usar PVC para hacer un portabicicletas que sostenga hasta cinco bicicletas en posición vertical.

Dependiendo de las especificaciones de la rueda de tu bicicleta, puedes modificar las dimensiones para que todas encajen perfectamente. También puedes construir un portabicicletas montado en la pared que te permita tener almacenamiento.

Ocultar cordones

Ayuda a mantener organizado el espacio de tu oficina en el hogar utilizando tuberías de PVC para ocultar los cables.

Simplemente enreda todos esos cables de computadora, mouse, monitor y teléfono y escóndelos en una tubería de PVC. Incluso puedes usar una cinta colorida para combinar con la decoración de tu oficina.

Dispensador de bolsas de plástico de PVC

Los sobrantes de PVC se pueden convertir en un contenedor de bolsas de supermercado reutilizables, metiendo las bolsas en la parte superior y sacándolas después por la parte inferior. Para esto, incluso piezas sobrantes de 30 a 60 centímetros son útiles. Si no tienes sobrantes a la mano, la tubería de PVC de 3 pulgadas de diámetro también funciona bien.

. . .

Puedes colocarla en la puerta del interior de una despensa o armario, o en una pared de tu taller o garaje.

Destornillador iluminado

No hay necesidad de herramientas manuales sofisticadas con luces LED incorporadas, opta por este truco de destornillador iluminado. Cuando trabajes en un espacio oscuro, como dentro de un gabinete, haz tu propio destornillador con luz pegando una linterna del tamaño de un llavero al eje. Brillará la luz justo donde la necesitas.

Cizallas de largo alcance

Desliza tubos de PVC sobre los mangos de tus tijeras de podar y pégalos con cinta adhesiva para extender el alcance y cortar ramas altas sin una escalera. Esto ayudará de manera eficiente a cortar tus árboles o llegar a rincones difíciles de alcanzar, solo cuida que estén bien pegados.

Remolque de lona

Con una lona de plástico grande y barata, puedes arrastrar hojas, ramas o mantillos para limpiar tu jardín o cochera.

. . .

Punta para rasgar cinta

Aquí hay una manera fácil de rasgar la cinta y obtener un borde inicial al mismo tiempo. Simplemente dobla la cinta hacia abajo en un ángulo de 90 grados con respecto al rollo. Luego, con un movimiento rápido, tira de la cinta contra el borde del rollo. La cinta se rasga, dejando una lengüeta de inicio triangular. Esto no funcionará con cintas de plástico; esas hay que cortarlas.

Arregla tus mesas tambaleantes con corcho de vino

La próxima vez que abras una botella de vino, ¡guarda el corcho! Puedes usar una rebanada de corcho sintético para sujetar una pata de mesa tambaleante. Simplemente marca la cantidad de corcho que necesitas, córtalo con un cuchillo multiusos y pégalo en su lugar. Es una solución rápida y mucho más estética que el típico pedazo de papel.

Carro de lavandería que no ocupa mucho espacio

Muchos cuartos de lavado tienen un espacio angosto desperdiciado al lado o entre la lavadora y la secadora, y generalmente es un escondite para calcetines y pelusas. Para aprovechar este espacio, puedes construir un carrito de lavandería simple de madera contrachapada con ruedas fijas para guardar detergentes y otros suministros de lavandería.

. . .

Luz manos libres

Al trabajar debajo del fregadero de la cocina normalmente no somos capaces de ver lo que estamos haciendo.

Puedes usar bridas para sujetar pequeñas linternas a un
par de anteojos de seguridad. Lo más seguro es que no
olvides este par cada vez que subas al ático o hagas reparaciones en espacios sin luz. Dondequiera que mires
estará iluminado.

Organizador de cajones fijo

La forma en que los organizadores de cajones se
mueven cuando abres y cierras un cajón puede llegar a
ser molesta e incluso desesperante, pero puedes resolver
fácilmente este problema con un flotador de piscina en
forma de tubo/fideo. Mide la distancia desde la parte
posterior del organizador del cajón hasta la parte posterior del cajón y usa un cuchillo para cortar el flotador a la
misma medida.

El flotador de la piscina se ajusta cómodamente en su
lugar, por lo que el organizador del cajón ya no se mueve.

También puedes cortar el flotador de la piscina por la
mitad a lo largo para reducir la cantidad de espacio que
ocupa.

. . .

Relleno de escalera

A veces es necesario pasar más tiempo de lo esperado arriba de alguna escalera portátil, y apoyarse en los peldaños todo el día puede llegar a afectar las espinillas y los muslos. Puedes ponerte manos a la obra y cortar los flotadores de fideo a lo largo, envolviendo los peldaños con la espuma. ¡Alivio instantáneo!

Los cojines son fáciles de mover mientras trabajas. Solo asegúrate de nunca pararte directamente sobre los flotadores de la piscina y siempre colocarlos más arriba de lo que pisarás, ya que pueden crear un escalón desigual o incluso hacerte caer si pisas mal.

Perchas antideslizantes para ropa

Si tienes todas las perchas a juego en tu armario y, a veces, obtienes una de plástico realmente barata cuando necesitas una percha antideslizante, una solución es envolver limpiapipas alrededor de la percha. Los limpiapipas agregan un tope de agarre a estas perchas que de otro modo serían resbaladizas.

Carpeta de bandas elásticas y clips

Almacena los cables de extensión pequeños ordenadamente con este simple truco de suministros de oficina:

adjunta un clip a una pequeña banda elástica. Luego envuelve la banda elástica alrededor del cable atado y vuelva a sujetar el clip en la banda elástica. ¡No más cables de extensión enredados!

Ventilador de techo sin traqueteo

Si los tornillos que sujetan el globo de luz a tu ventilador de techo tienden a aflojarse y luego zumban o traquetean, desliza una banda elástica ancha alrededor del cuello del globo donde los tornillos lo sujetan. La banda de goma evita que los tornillos se aflojen, amortigua cualquier ruido y protege el globo de los apretadores de tornillos demasiado entusiastas.

Organiza pequeños cables con rollos de papel higiénico

Similar al consejo del tubo de PVC, para mantener los cables pequeños organizados, puedes llenar una caja de zapatos con tantos rollos de papel higiénico vacíos que quepan verticalmente; luego colocar un solo cordón pequeño en cada tubo. Esto mantendrá tus cables libres de enredos y en un solo lugar.

Soluciones de almacenamiento de ropa: perchas en niveles

¿Te falta espacio en el armario? Usa una pieza liviana de cadena para escalonar la ropa colgada en armarios altos para maximizar el espacio. Simplemente pasa el primer eslabón de la cadena sobre la primera percha y cuelga las perchas posteriores en todos los demás eslabones posteriores.

Cuelga hasta seis camisas por el espacio de una barra.

Herramientas antideslizantes

Cuando estés trabajando en el techo, envuelve las herramientas con bandas elásticas para ayudarlas a permanecer en su lugar. El caucho se adherirá a techos con una pendiente de hasta 6/12.

Eliminar el olor del desagüe

Si tienes un drenaje que no se usa con frecuencia, es probable que se seque.

Esto puede ser dañino gracias a los gases de alcantarillado de la fosa séptica o del sistema de alcantarillado de la ciudad, provocando un olor que puede llegar a ser bastante insoportable. Soluciona el olor agregando un litro de agua fresca seguido de una cucharada de aceite de cocina. Esto lo sellará y mantendrá el agua de drenaje en una trampa, eliminando el olor.

Usa tu lavavajillas

Los lavavajillas sirven para mucho más que lavar los platos. Usa el tuyo para desempolvar chucherías como tarros de albañil y globos de velas de vidrio. Casi cualquier cosa de vidrio o cerámica debería estar bien en el lavavajillas, pero debes evitar poner plásticos derretidos.

Bicarbonato de Sodio + Vinagre = Magia

En cuanto la pasta de bicarbonato de sodio se haya asentado durante la noche, toma una botella de spray con partes iguales de agua y vinagre y satura completamente todas las superficies del horno. Verás que la reacción química entre el bicarbonato de sodio y el vinagre comienza a burbujear y se deshace al quedar carbonizado. Rocía vinagre adicional sobre las áreas problemáticas y deja que el rociador penetre durante unos 15 minutos.

Elimina la acumulación de agua dura con un limón

Elimina la acumulación de agua dura en tu grifo con esta solución simple y natural: coloca la mitad de un limón fresco en el extremo del grifo, envuelve una pequeña bolsa de plástico alrededor del limón y asegúralo al grifo con una banda elástica. Después de unas horas, retira el limón y limpia el grifo.

Limpiar un inodoro lento

Si tu inodoro descarga lentamente, los orificios de

enjuague debajo del borde pueden estar obstruidos con depósitos minerales. Usa un espejo de mano para ver los agujeros debajo del borde del inodoro. Dobla una percha y prueba la punta en los agujeros para sacar cualquier depósito. Puedes limpiar esos agujeros obstruidos sin ensuciarte las manos.

Interruptor de luz luminoso

Un toque de pintura que brilla en la oscuridad significa que ya no tendrás que buscar a tientas el interruptor de la luz en la oscuridad. Puedes comprar pintura que brilla en la oscuridad en ferreterías y tiendas de artículos para el hogar.

Bisagra de puerta chirriante

Rocía las bisagras de las puertas que chirrían con un poco de lubricante multiusos, spray de silicona o spray de teflón seco. Si los chirridos persisten, retira los pasadores de las bisagras y elimina el óxido o la corrosión con una esponja de lana de acero y luego cubre los pasadores con un lubricante antes de reemplazarlos.

Sujeta cuchillos y utensilios de cocina

Una de las formas más comunes de usar bandas magnéticas es sujetar cuchillos y utensilios de cocina en la cocina. Las tiras magnéticas funcionan muy bien en cocinas pequeñas, porque ayudan a sacar los artículos de la encimera para que haya menos desorden.

Mantén las herramientas de aseo en un solo lugar

Mantén todas esas herramientas de aseo personal en un solo lugar. Se puede usar una tira magnética en el botiquín para guardar pinzas, cortauñas y tijeras pequeñas.

Barra de ropa adicional

Aquí hay una manera fácil de agregar espacio para colgar ropa (o al menos ropa que no requiera un espacio alto): cuelga una segunda barra de ropa de la barra superior con una cadena liviana. Fija la cadena a los cáncamos directamente o usa ganchos en S o mosquetones. Los mosquetones facilitan el ajuste de la altura de la varilla adicional.

Restaurar el flujo libre a un grifo

Cuando un grifo de la cocina o el baño pierde presión o comienza a rociar hacia un lado, generalmente se debe a que la pantalla del aireador está sucia. Afortunadamente, limpiar una pantalla es un trabajo fácil. Comienza esta solución cerrando el tapón de drenaje (para que no dejes caer piezas por el desagüe).

· · ·

Luego, retira el aireador con un trapo o cinta adhesiva para no estropear el acabado con las pinzas. Para eliminar la arena y otros depósitos, sumerge el aireador en vinagre y luego frótalo con un cepillo de dientes. Esto suele resolver el problema. Si tienes que desmontar el aireador para limpiarlo, coloca las piezas en el orden en que las retiraste para que puedas volver a montarlas correctamente.

Cómo detener las fugas de aire debajo de la puerta

Si puedes sentir la brisa y ver la luz del día debajo de la puerta de entrada, necesitas ajustar el umbral de tu puerta o instalar un nuevo barrido de puerta. Los barridos de puertas no son tan caros, la parte más difícil de reemplazarlos suele ser quitar la puerta. Comienza ajustando el umbral.

Las versiones más nuevas tienen tornillos que los suben y bajan. Gira todos los tornillos del umbral hasta que la puerta se abra y se cierre sin arrastrar demasiado y se elimine cualquier corriente de aire. Si eso no funciona, o tu umbral no tiene tornillos de ajuste, tendrás que reemplazar el barrido de la puerta.

Cierra la puerta y extrae los pasadores de las bisagras con un punzón para quitar la puerta. Coloca la puerta sobre una superficie de trabajo y retira el barrido de puerta vieja. Sella los extremos de la puerta, luego instala el barrido de repuesto.

Algunos barridos se colocan en su lugar y se engrapan a lo largo de la parte inferior de la puerta; otros se atornillan al costado a lo largo de la parte inferior de la puerta.

Más estantes de ducha

Esos estantes que cuelgan de un tubo de ducha están bien, pero solo tienes un tubo de ducha. Para colgar más estantes, monta las perillas del gabinete en la pared con tornillos de suspensión n.º 8-32 y anclajes para paneles de yeso atornillados.

Cómo sellar tomacorrientes y cajas de techo

Los pequeños espacios alrededor de las salidas en las paredes exteriores y las cajas del techo permiten que entre aire frío (y salga aire caliente). Sellar estas áreas toma solo medio día y ayudará a reducir las corrientes de aire (¡y tu factura de calefacción!).

Asegura tus toallas de cocina

Colgar un paño de cocina de la puerta del horno o del lavavajillas tiene sentido, la toalla está en un lugar conveniente y el calor del horno elimina rápidamente la humedad. Sin embargo, el único inconveniente de colgar las toallas aquí es que se caen constantemente. Esta es una manera de evitar que la toalla se resbale: dobla la toalla en la forma deseada y coloca tiras de velcro en dos puntos, uno en el frente y otro en la parte posterior.

Puedes coserlas en su lugar o usar tiras de velcro de tela para planchar y seguir las instrucciones en el empaque. Finalmente, cuelga la toalla de la puerta del horno o del lavavajillas y haz coincidir los extremos del velcro.

Almacenamiento en la cocina: mejor en una canasta

Llegas a casa de la tienda de comestibles con un montón de fruta fresca, pero he aquí que no hay nevera de repuesto ni espacio en el mostrador disponible. Una solución elegante para este problema de almacenamiento es colgar una canasta de alambre individual o en niveles del techo. Aquí puedes almacenar tus manzanas, plátanos y naranjas, así como papas, cebollas y ajos. Además, una canasta colgante agrega interés visual a su cocina.

Encendedor de pasta

Seguramente te estás abasteciendo de velas de olor dulce para hacer que tu hogar sea más acogedor para los meses más fríos. Pero, si tus velas se están quemando demasiado bajo para alcanzar la mecha, no hay razón para prescindir de tu aroma favorito. En lugar de quemarte los dedos, enciende un trozo de espagueti crudo. Alcanzará esas velas profundas y arderá lo suficiente, hasta como para encender las velas del pastel de cumpleaños del abuelo.

Espejos sin niebla

Evita que el espejo de tu baño se empañe después de una ducha caliente con cera para autos.

Aplica una pequeña cantidad de cera para automóviles en el espejo, déjalo secar y luego pule con un paño suave y seco.

Rodillo de pelusa para pantalla

Las pantallas de tela son imanes para el polvo y el pelo de las mascotas. No puedes simplemente tirarlas en la lavadora, entonces, ¿qué haces? Un rodillo quitapelusas funciona muy bien. Sin embargo, ten cuidado, ya que las pantallas de las lámparas son frágiles e incluso pueden volverse quebradizas. Una pantalla rota es peor que una sucia.

Protector de tolva de césped para cortacésped

Para evitar mucho trabajo con la recortadora de hilo, es mejor cortar el césped lo más cerca posible de árboles y edificios. Usualmente, el conducto para césped del tractor cortacésped lo impide, sin embargo, puedes perforar un agujero en el conducto y atar una cuerda del conducto a una manija en el costado del tractor. Así se puede levantar la tolva sin perder el ritmo y reducir mucho el trabajo de la recortadora de hilo. 92 / 100.

Encuentra tus artículos perdidos

Todo el mundo sabe lo molesto que es cuando parece que no puedes encontrar una pastilla caída o la parte posterior de un arete. Entonces, ¿cómo encuentras estos artículos rápida y fácilmente?

Usa tu aspiradora. Aquí está el truco: antes de encender la aspiradora, corta el extremo de un nailon y asegúralo al extremo de la manguera de la aspiradora con una banda elástica.

Almohadilla térmica casera

La próxima vez que tengas dolor de cuello o espalda, no busques una almohadilla térmica eléctrica. En su lugar, llena un calcetín con arroz crudo, ata el extremo y ponlo en el microondas durante dos o tres minutos. Esto puede llegar incluso a ser una mejor opción que una almohadilla térmica, ya que se adapta a cualquier parte del cuerpo que necesite calor. ¡Incluso puedes poner algunas hierbas aromáticas como canela o lavanda para que huela bien!

Limpia las bobinas del refrigerador o paga facturas de reparación innecesarias

Los serpentines del condensador del refrigerador

están ubicados en la parte posterior del refrigerador o en la parte inferior. Cuando los serpentines están obstruidos con polvo, pelo de mascotas y telarañas, no pueden liberar calor de manera eficiente. El resultado es que tu compresor trabaja más duro y por más tiempo de lo que fue diseñado, usando más energía y acortando la vida útil de tu refrigerador.

Limpia las bobinas con un cepillo de limpieza de bobinas y una aspiradora.

Un cepillo de limpieza de bobinas, que es flexible para caber en áreas estrechas, hace un trabajo minucioso. Busca uno en línea o en tiendas de electrodomésticos.

Todos tus condimentos en un solo lugar

La próxima vez que organices una barbacoa o una fiesta en el patio, saca un molde para muffins. En lugar de usarlo para hornear panecillos (aunque también puedes hacerlo más tarde), llena las tazas con varios condimentos y coberturas para barbacoa. De esta manera, tus condimentos son de fácil acceso y tus líneas de buffet se moverán rápidamente. También aumentará drásticamente el espacio de tu mesa y reducirá los tazones para servir separados para limpiar después.

· · ·

Bolsas de basura súper seguras

Las bolsas de basura y los contenedores de basura deberían funcionar perfectamente juntos, pero rara vez es así. A medida que las bolsas de basura comienzan a llenarse, la bolsa se desliza hacia el contenedor y tienes que sacarla.

Para mantener las bolsas de basura con asa o con cordón en su lugar, todo lo que necesitas son dos ganchos de comando autoadhesivos medianos o grandes. Coloca los ganchos en un lugar que permita el uso completo del contenedor.

3

Hacks de cocina

Así QUE TAL vez creas que lo tienes todo resuelto. Eres el MacGyver de la cocina: espátula en una mano, dos huevos en la otra. Rompes, separas y dejas caer el huevo en el bol... con un poco de cáscara. ¡El horror! ¿Qué es lo que haces?

Pista: pescar con una cuchara no es la respuesta.

Afortunadamente, en este capítulo exploramos soluciones para tu problema con los huevos, además de soluciones rápidas para muchos otros problemas de preparación de alimentos, cocción y horneado, desde deshuesar una nectarina hasta ablandar la mantequilla de manera sencilla.

. . .

¿Te sientes listo o lista para cocinar? (¿Y hornear? ¿Y almacenar? ¿Y congelar?)

Es posible que no te conviertas en un maestro chef, pero estos consejos y trucos pueden ayudarte a abrirte camino hacia la confianza en la cocina.

Mantén las papas blancas

Cubre las papas ralladas o cortadas en cubitos con agua fría antes de cocinarlas para evitar que las papas se vuelvan de un color grisáceo o marrón causado por la liberación de almidón que hace que se oxiden.

Ralentiza la descomposición

Almacena los tomates con el tallo hacia abajo para evitar que se echen a perder tan rápido. Esto evita que entre aire y que la humedad salga de la cicatriz donde el tomate una vez se adhirió a la vid.

Ah, ¿y el consejo de nunca guardar un tomate en la nevera? ¡Desmentido! Investigaciones recientes revelaron que el método de almacenamiento (refrigerador versus mostrador) no afectó significativamente el sabor o la jugosidad de los tomates.

. . .

Dale a los plátanos una vida más larga

Mantén los plátanos frescos por más tiempo envolviendo el extremo del racimo con una envoltura de plástico. Mejor aún, separa cada plátano.

Ambas tácticas bloquean la liberación de gases de etileno del tallo, lo que hace que la fruta madure demasiado rápido.

Acelera la maduración

Conviértete en un mago o una maga total y transforma un plátano de verde a amarillo (o un melocotón de crujiente a jugoso) con la ayuda de una bolsa de papel. Cuando la fruta se guarda dentro de la bolsa, el gas de etileno concentrado ayuda a que madure más rápido.

Evita que la fruta cortada se oxide

Probablemente hayas escuchado que un poco de jugo de limón puede evitar que las rebanadas de manzana se vean poco apetecibles. Una mezcla de 1 parte de miel por 2 partes de agua funciona de la misma manera para evitar que la fruta se decolore o se ponga marrón.

¿Alguna vez te has preguntado por qué funciona esto? El ácido cítrico y la vitamina C en el jugo de limón y un péptido en la miel ralentizan el proceso de oxidación que causa la decoloración.

Evita que la azúcar morena se endurezca

Uf, lo peor: vas a hacer galletas, solo para encontrar que tu azúcar morena se endurece en pepitas crujientes (o en una sola montaña de caramelo duro como una roca).

Ayuda a que la azúcar morena se mantenga suave y se pueda recoger tirando una cáscara de naranja o una rodaja de manzana junto con el azúcar en un recipiente hermético.

O, para una solución rápida, coloca azúcar morena en el microondas junto a un vaso pequeño de agua. La humedad que el agua va a liberar en el microondas ayudará a romper el bloque de azúcar.

Evita desastres con envolturas de plástico

¿Tuviste suficiente de pelear con una envoltura de plástico? Guarda el rollo en el refrigerador para cubrir las sobras con menos molestias. Enfriar la envoltura reduce temporalmente su pegajosidad.

Sé creativo/a al cubrir los alimentos

Son conocidos por la manipulación del cabello, pero la utilidad de los gorros de ducha no se limita a mantener secos tus hermosos mechones. Cubre las sobras con una capucha limpia (justo en sus platos) para evitar que las partículas de aire pongan la comida rancia.

Los gorros de ducha no solo son reutilizables, sino que son mucho más fáciles que quitar y reemplazar repetidamente la envoltura de plástico o el papel de aluminio. Y es posible que te hagan reír cuando los veas en tu refrigerador.

Comprueba si los huevos todavía son (increíblemente) comestibles

Tu nariz por sí sola no siempre te dirá si los huevos se han echado a perder. Para averiguarlo, coloca suavemente los huevos crudos en un recipiente con agua fría. Si un huevo se hunde hasta el fondo, está bien. Si flota, sin duda tu huevo ha visto días mejores.

Con el tiempo, el líquido dentro de los huevos se evapora a través de la cáscara porosa, dejando una burbuja de gas en el interior. Cuanto más flotante es, más viejo es.

Nunca vuelvas a luchar con piezas de cáscara de huevo

A nadie le gustan los trozos crujientes en su pastel o

brownies. Pero agarrar un poco de cáscara de huevo que se ha caído en la masa puede convertirse en una persecución inútil, ya que parece retorcerse fuera de tu alcance como un renacuajo astuto.

Tenemos dos soluciones. Por un lado, solo humedece tus dedos y mételos directamente (¡simple, pero realmente funciona!). Para una alternativa más limpia, recoge pedazos de cáscara de huevo rota con la mitad de tu huevo ya roto.

La cáscara actúa como un imán para atraer las piezas de la cáscara sin desperdiciar demasiado huevo.

Saca fácilmente las semillas de calabaza

Retira las semillas de vegetales como el calabacín y la calabaza con una cuchara para helado. Debido a que el borde de la cuchara es afilado, corta la materia fibrosa y pegajosa dentro de la calabaza mejor que la mano o una cuchara normal.

Desnatar la grasa

Debes retirar con una cuchara el exceso de grasa de los caldos, guisos y salsas. Esto se puede hacer más fácilmente deslizando unos cubitos de hielo (envueltos en una toalla de papel o una gasa) a lo largo de la superficie del líquido. El hielo ayuda a que la grasa se solidifique, por lo que es más fácil quitarla con una cuchara (o incluso con una tostada).

Separa las yemas de las claras

¡Este truco está al límite de la magia! Rompe un huevo en un tazón, luego invierte una botella de agua vacía sobre la yema, apretando los lados de la botella. A medida que la boca de la botella haga contacto con la yema, libera la presión sobre la botella. ¡Listo! El cambio en la presión del aire succiona la yema directamente a la botella, dejando atrás la clara.

Deshuesa las cerezas con facilidad

Coloca las cerezas encima de una botella de cerveza vacía, una a la vez, y usa un palillo para empujar el hueso dentro de la botella.

Dale la vuelta a ese plátano

¿Alguna vez has tenido problemas para hacer palanca en un plátano? No estás solo/a. En lugar de desperdiciar la preciosa fruta cortando el extremo del tallo con un cuchillo, presiona suavemente la parte inferior y pela el plátano de abajo hacia arriba.

Pelar la piel de papel del jengibre

No es necesario quitar la piel nudosa del jengibre con

un pelador. La piel de la raíz de jengibre es bastante delicada y se puede raspar con una cucharilla.

Pela el ajo sin complicaciones

Retira todos los dientes del bulbo, luego golpea cada diente con el borde de un cuchillo de chef. La piel se caerá enseguida.

Pela los cítricos sin ensuciar

Solo hay un inconveniente en comer una naranja: la tediosa tarea de pelarla. Para evitar el desorden y la frustración, enrolla las frutas cítricas y/o cocínalas en el microondas durante un minuto para pelarlas fácilmente. (¡Solo ten cuidado de no quemarte!)

Pelar patatas sin pelador

¡Es hora de deshacerse del pelador otra vez! Pela una papa en un abrir y cerrar de ojos hirviéndola durante unos minutos y luego dándole un baño de hielo, un método conocido como escaldado. La piel se separará del centro de la papa para que puedas quitarla de inmediato.

Frutas de hueso con un toque especial

Corta las frutas con hueso, como ciruelas y nectarinas, en dos mitades iguales, luego gira las mitades en direcciones opuestas. Usa tu pulgar para sacar el hoyo. Si tu pulgar no hace el trabajo, saca el hueso suavemente con un cuchillo de mantequilla o corta la fruta en cuartos para separarla más fácilmente.

Pela los huevos cocidos en una tanda grande

Es hora de poner todos los huevos en una canasta, o una olla u otra vajilla. Pela varios huevos duros a la vez agitándolos en cualquier recipiente con tapa. ¡Aplasta, bang, boom! Las cáscaras están rotas y listas para sacudirse. Los huevos no serán bonitos, pero estarán listos para una ensalada de huevo mucho más rápido que con los métodos tradicionales.

Facilita aún más la eliminación de la cáscara de huevo

Cuanto más frescos sean los huevos, más difícil será quitarles la cáscara cuando estén duros. Resuelve este problema agregando bicarbonato de sodio o vinagre al agua cuando hiervas los huevos.

Ambas sustancias impregnan las cáscaras de huevo y ayudan a que la albúmina (que es un lenguaje elegante para las claras de huevo) se separe de la cáscara.

Deshuesa y pela un aguacate con un solo utensilio

Corta un aguacate en cuartos o a la mitad, a lo largo para separar la fruta del hueso (una vez que hayas llegado a la última sección, puedes quitar el hueso de inmediato). Pasa un cuchillo debajo de la punta de la piel en cada sección, luego pélala como un plátano.

Fresas de cáscara

Aunque técnicamente puedes comer fresas enteras, hay personas a las que no les gusta hacerlo. Si es tu caso, puedes presionar una pajita a través de la parte inferior de una fresa hasta que rompa la parte superior y tomar la cáscara, la parte blanca del centro de la baya, con ella. Retira las hojas restantes con los dedos.

Haz que los cítricos sean aún más jugosos

Para obtener la mayor cantidad de jugo de un limón, refrigera y luego cocina en el microondas durante 15 a 20 segundos. Puedes enrollar los cítricos antes de exprimirlos, cortarlos a lo largo y/o usar un par de pinzas para exprimirlos en lugar de tus propias manos.

Evita que las semillas caigan en el jugo de los cítricos

Cuando hagas jugo de cítricos, envuélvelos en una gasa (o en una media limpia) para beber sin semillas.

Quita las semillas de granada (sin teñirte las manos de rojo)

La naturaleza quisquillosa de sacar los arilos de la

granada es casi suficiente para hacerte declinar estas deliciosas frutas ricas en antioxidantes. Simplifica el proceso cortando un cono circular poco profundo en el extremo de la flor de la granada, luego corte la parte inferior (el otro lado) de la fruta. Marca la fruta a lo largo de sus crestas naturales y separa cada sección para revelar las semillas.

Desgrana una mazorca de maíz sin tus dientes

Usa una sartén, sí, de verdad, para cortar los granos de maíz de la mazorca. Coloca el extremo puntiagudo de la mazorca en el orificio central de la sartén (con la parte abierta de la sartén hacia arriba) y presiona suavemente hacia abajo. La bandeja cumple una doble función como soporte y como colector de granos.

Haz que rallar queso sea más fácil y menos complicado

Antes de rallar quesos semi-blandos como fontina y mozzarella fresca, congélalos durante unos 30 minutos. Esto los endurece, haciéndolos más fácil de rallar.

Corta el queso (blando) con facilidad

Rebana los quesos blandos como el brie y el queso de cabra con hilo dental sin sabor para evitar aplastarlos. ¡Este truco también funciona para pasteles, tartas de queso y masa para galletas!

· · ·

Evita que las cebollas te hagan llorar

Para detener las lágrimas inducidas por la cebolla, congela este vegetal aromático antes de picarlo. (Nota: este truco solo funciona si planeas cocinar las cebollas más tarde; de lo contrario, después de que la cebolla se descongele, ¡las piezas crudas estarán un poco empapadas!)

¿Otra opción? Ponte las gafas de natación para protegerte los ojos mientras cortas. O, si quieres parecer absolutamente loco/a cuando tu compañero de piso entre, ponte una rebanada de pan en la boca (parcialmente hacia afuera) para absorber el gas irritante antes de que llegue a tus ojos.

Lidiar con frascos difíciles de abrir

Para abrir la tapa de un frasco atascado, envuélvela con una banda elástica y vuelve a intentarlo. La banda proporcionará tracción adicional. Si eso aún no es suficiente (o si te duelen demasiado las manos), cubre la parte superior con bandas elásticas con un paño de cocina e intenta nuevamente. Alternativamente, las agarraderas de la tapa pueden ayudar y se encuentran fácilmente en la tienda de comestibles en paquetes de tres.

Haz tu propio suero de leche

El suero de leche (buttermilk) agrega riqueza a los

muffins, panqueques y panes, pero puede ser una tarea difícil terminar un recipiente completo de este insumo (porque estamos dispuestos a apostar que no lo bebes por sí solo).

Para hacer tu propio suero de leche, agrega una cucharada de vinagre o jugo de limón a 1 taza de leche normal. La mezcla no se volverá tan espesa y cremosa como la real, pero ayudará a crear productos horneados esponjosos de la misma manera.

Corta los tomates cherry por la mitad de una vez

Corta varios tomates cherry o uvas por la mitad con un práctico truco de tapa. Coloca una tapa plana sobre la encimera, agrega una capa de tomates (aproximadamente del mismo diámetro) y cubre con otra tapa. Corta suavemente horizontalmente el racimo de tomates mientras presionas la tapa superior.

¿Qué tipo de tapas? ¡Cualquier cosa funciona! Las tapas grandes de envases de yogur o las tapas de Tupperware son buenas opciones.

Ablandar la mantequilla en un instante

. . .

Mantener la mantequilla en el mostrador durante una hora no es exactamente lo ideal para una agenda apretada. Para acelerar el proceso, rállala con un rallador de queso o aplástala con un rodillo (pero primero métela en una bolsa de plástico).

Si prefieres no usar uno de los consejos mencionados anteriormente, corta una barra de mantequilla en aproximadamente ocho pedazos. Más superficie y flujo de aire permitirán que la barra se ablande más rápidamente.

Devuelve la mantequilla derretida a su forma sólida

Revive la mantequilla demasiado blanda dándole un baño de hielo. Coloca la mantequilla en un tazón pequeño, luego coloca el tazón pequeño en uno más grande lleno de un puñado de hielo y un poco de agua fría.

Mide cosas pegajosas sin ensuciar

Cubre una taza o cuchara medidora con agua caliente o un poco de aceite de cocina (o spray) antes de medir sustancias pegajosas como la melaza o la miel. El calor o el aceite ayudarán a que se deslice de inmediato a un tazón para mezclar sin dejar nada atrás.

Des-cristaliza la miel

. . .

Dale nueva vida a la miel cristalizada colocando el recipiente en otro recipiente con agua caliente durante 5 a 10 minutos.

No pierdas el tiempo volteando

No siempre tienes que voltear tu comida. Cuando ases artículos como papas fritas y verduras, precalienta la bandeja para hornear galletas en el horno. Esto elimina la necesidad de voltear a la mitad.

Evita que las ollas se desborden

Cuando la olla rebose, evita que hierva demasiado colocando una cuchara de madera encima. Debido a que la madera no es un buen material para conducir el calor, el agua caliente se desvía del mango.

Cocina un ave entera de manera uniforme

Cuando cocines un pavo o pollo entero, pon hielo en la pechuga del ave. Dado que la carne de muslo oscuro necesita más tiempo para cocinarse que la carne de pechuga blanca, enfriar las pechugas promoverá una cocción uniforme.

Haz un huevo escalfado perfecto

Para escalfar un huevo que sea sabroso y estéticamente agradable, rompe el huevo en un colador de malla fina antes de cocinarlo.

Esto elimina el exceso de clara de huevo líquida. El colador también es una gran herramienta para sumergir suavemente el huevo en el agua.

Cuenta tu aceite de oliva

Cuando quieras saltear, pero todas tus cucharas medidoras estén sucias, ¡no te desanimes! Un pico estándar en una aceitera de oliva dosifica el aceite a razón de 1 cucharada cada 6 segundos. Cuenta hasta 6 para verter la cucharada perfecta, o hasta 2 para una cucharadita, 24 para un cuarto de taza, etc.

Corta los brownies sin migas

No hay nada peor que sacar una fuente de brownies perfectos solo para destruir todo el resultado cuando llega el momento de cortar. Para brownies (u otras barras) perfectamente cuadrados y bien cortados, engrasa un molde para hornear, cúbrelo con dos tiras de pergamino (una de izquierda a derecha, otra de adelante hacia atrás, cruzada por el medio) y engrasa el papel de pergamino también.

Una vez cocidos, deja reposar los brownies hasta que estén fríos al tacto. Usa los bordes del papel pergamino para levantar los brownies de la sartén. Luego corta con un cuchillo de sierra.

Usa Papel Pergamino Para Muffins

¿Sin moldes para muffins? ¡No hay problema! Usa cuadrados de papel pergamino de 5 pulgadas en su lugar. Para ayudar a que el papel se adhiera mejor, rocía primero cada muffin. Luego presiona los cuadrados en cada agujero, doblando los lados según sea necesario para crear paredes planas. Bonificación: los forros improvisados se ven muy elegantes con esos cuellos reventados.

Haz tu propia harina para pasteles

En realidad, no necesitas comprar harina para pasteles para hacer pasteles livianos como una pluma. En su lugar, ¡haz el tuyo propio! Mide 1 taza de harina para todo uso, luego retira 2 cucharadas. Agrega 2 cucharadas de maicena y bate para combinar.

Aplana la masa sin ensuciar

Bien, tu masa de galletas de azúcar quedó un poco pegajosa. ¿Cómo evitas que se pegue a tu encimera (y se adhiera a tu rodillo) cuando lo extiendes? ¡Papel encerado al rescate! Para un desorden mínimo, coloca una hoja de papel encerado debajo de la masa antes de enrollarla, y coloca una hoja adicional encima para mantener el rodillo absolutamente limpio.

. . .

Espuma de leche sin espumador

Entonces, tal vez no tengas una máquina de café espresso sofisticada con un vaporizador de leche adjunto.

No hay truco en el frente del espresso, ¡pero claro que puedes obtener espuma de leche espumosa, cremosa y deliciosa a bajo precio!

Todo lo que necesitas es un frasco pequeño con tapa. Llena el tarro con un poco de leche (no más de la mitad) y agita el frasco hasta que la leche haya duplicado su tamaño. Quita la tapa y calienta la leche en el microondas durante unos 30 segundos. ¡Voila! Leche espumada.

Prepara café sin cafetera

Para esos momentos en los que realmente lo estás pasando mal sin una cafetera, ¡todavía hay esperanza de obtener tu dosis de cafeína! Hierve el café molido en una olla con agua (usa la misma cantidad de café y agua que usarías para una máquina de café). Retira del fuego y deja que los granos se asienten en el fondo (4 o 5 minutos), luego sirve el café de la parte superior de la cafetera en tazas.

. . .

Dale nueva vida a las sobras

¡Espera, no tires ese arroz extra, ingredientes para pizza o pollo a la parrilla! En lugar de tirar las sobras a la basura, puedes reutilizar trozos y piezas adicionales en otras comidas como guisos y frittatas.

Recalienta la pizza y otros productos horneados sin secarlos

Cuando recalientes pizza o productos horneados, coloca una taza de agua en el microondas junto a ellos para agregar humedad al aire (y así evitar que la comida se seque).

Mantén fresco el pastel de cumpleaños durante días

¿Te compraste un pastel y no terminaste todo? Evita que se seque asegurando una rebanada de pan a las partes expuestas con palillos de dientes. El pan retiene la humedad del pastel.

Recalienta la pasta en el microondas de la manera correcta

Recalentar una bola gigante de espagueti con salsa puede ser complicado; de alguna manera, siempre termina chisporroteando alrededor del perímetro, helado en el medio. Para un calentamiento uniforme, dale forma de dona a la pasta sobrante (con un agujero en el medio) en un plato.

Recalentar pan en el microondas sin producir discos de hockey

Al igual que el consejo de la pizza, la clave para recalentar alimentos ya cocidos es agregarles un poco de humedad. Cuando se trata de pan, configura el microondas a baja potencia y cubre los rollos o bollos con una toalla de papel húmeda.

Guarda las hierbas frescas para usarlas más adelante

¿Compraste accidentalmente demasiada albahaca o menta? Usa una bandeja de cubitos de hielo o un molde para panecillos para congelar hierbas frescas picadas en agua, aceite de oliva o caldo para usarlas más tarde como agente de condimento.

Enfría vino y cócteles sin diluir

No importa cómo lo cortes, simplemente no es elegante poner cubitos de hielo en tu vino. En su lugar, enfría un vaso fresco o un cóctel elegante dejando caer algunas uvas congeladas en tu vaso.

Mantente alejado/a de las quemaduras por congelación de helados

Coloca un trozo de papel encerado sobre el helado antes de volver a colocarlo en el congelador. ¡La barrera ayudará a prevenir quemaduras por congelación!

Corta fácilmente la carne en rodajas finas para saltear

¿Alguna vez tu salteado se ve realmente igual que cuando pediste comida para llevar? Si bien la parte vegetariana es fácil, es difícil producir pollo o carne de res en rodajas finas sin un cuchillo de nivel comercial, a menos que congeles parcialmente la carne antes de cortarla. Unos 30 minutos deberían hacer el truco.

Extiende la vida útil de las nueces

Agrega nueces a la lista de alimentos aptos para el congelador. Si no es probable que acabes rápido con una bolsa gigante, congela las nueces sin cáscara para preservar sus aceites naturales (que pueden volverse rancios a temperatura ambiente con el tiempo).

Enfría el café sin diluirlo

Llena una bandeja de cubitos de hielo con el café sobrante enfriado y deja que los cubitos se asienten en el congelador. Evitarán que una taza helada de café se diluya. Incluso puedes personalizar los cubos agregando leche y edulcorante.

. . .

Limpia el hierro fundido sin oxidarlo

No se puede fregar sartenes de hierro fundido con agua jabonosa. En su lugar, limpia el hierro fundido con un exfoliante de sal para eliminar los restos de comida atascados. Vierte una taza de sal kosher gruesa en una sartén caliente, luego frota con una toalla de cocina. Enjuaga con agua caliente y seca con otra toalla.

Quita los malos olores de la cocina de tus manos

Neutraliza las manos con olor a ajo o cebolla frotándolas con jugo de limón, bicarbonato de sodio o sujetando algo de acero inoxidable. ¿Por qué acero inoxidable? Cuando toca el material, las moléculas en el acero se unen con las moléculas que causan el mal olor (como el azufre del ajo).

Dale al molinillo de café una nueva apariencia limpia

Los molinillos de café no se ensucian exactamente, pero los posos a menudo se acumulan dentro del pozo de molienda. Para eliminar las moliendas adheridas, arroja algunos trozos de pan duro en el electrodoméstico pequeño, pulsa y luego desecha las migajas. ¡El café se pegará al pan!

Frutas y verduras limpias sin productos químicos agresivos

Frota los productos frescos con una mezcla de bicarbonato de sodio y agua para eliminar la arena, la mugre y los pesticidas.

. . .

Descorteza un microondas

Remoja una esponja en agua, métela en el microondas y déjala que se mueva alrededor del plato giratorio durante un minuto. Este truco es un doble golpe que afloja todo lo asqueroso que se acumula dentro del microondas (haciendo que sea más fácil limpiarlo más tarde). Además, ¡también ayuda a desinfectar la esponja!

Haz brillar un hervidor eléctrico

La cal suele acumularse en los hervidores eléctricos, las prensas francesas y otros utensilios de cocina de metal. Para que brillen y brillen como si fueran nuevos, frótalos con 1 parte de vinagre por 1 parte de agua. Si no hay elementos eléctricos en lo que estás limpiando, continúa y sumerge el metal en la solución, o llena una tetera con agua con vinagre y déjala reposar durante la noche.

Dale nueva vida a las cucharas de madera

Cuando las cucharas de madera no se vean (o huelan) exactamente como antes, hiérvelas en una olla con agua y déjalas al sol para que se sequen.

Mantén las tablas de cortar de madera como nuevas

Frota una tabla de cortar de madera con sal gruesa y masajea con medio limón para eliminar las partículas de comida y los olores de comida. Para mantener las tablas de madera en óptimas condiciones, una vez al mes, acondiciona frotando con aceite mineral apto para uso alimentario (encuéntralo en una ferretería).

Combatir la contaminación cruzada

Siempre es inteligente tener dos tablas de cortar: una para la carne cruda y otra para todo lo demás. Ayudará a separar los jugos de carne cruda de las frutas y verduras crudas, manteniéndote a ti y a tu familia a salvo de la contaminación cruzada. Si necesitas apoyo visual, compra dos tableros de diferentes colores para que no haya confusión.

Mantén las recetas limpias

Claro, todos estamos cocinando a través de recetas en nuestros teléfonos y computadoras portátiles en estos días, pero a veces quieres ir a los libros, por así decirlo.

Cuando utilices un libro de cocina o una tarjeta de recetas escrita a mano, mantenla alejada de salpicaduras y derrames colocándola en una percha para pantalones, suspendida de la manija de un gabinete. Los soportes para computadoras portátiles son otra herramienta eficaz para elevar los libros de cocina más pesados de tu espacio de trabajo.

Mantén las esponjas secas

Usa un clip de carpeta invertido como un lindo soporte pequeño para mantener una esponja de cocina en posición vertical. Se secará más rápido y permanecerá libre de comida por más tiempo. Además, la disminución de la humedad en la esponja significa que los gérmenes, el moho y el mal olor tienen menos posibilidades de acumularse.

Pon fin a las tablas de cortar resbaladizas

¿Necesitas un poco de tracción debajo de una tabla de cortar de madera? Coloca un paño de cocina húmedo (no empapado) debajo de la tabla para evitar que se resbale y se deslice por la encimera.

Cubre bordes afilados

La opción de almacenamiento de cuchillos más segura es un bloque (que también evitará que la hoja se desafile).

Pero cuando guardes un cuchillo en un cajón, aquí hay un consejo: mete un corcho de vino en el extremo afilado. Evitará que el cuchillo pinche las manos errantes y evitará que se mueva cuando se abre un cajón.

Mantén los cuchillos afilados

Para evitar que los cuchillos se desafilen, guárdalos

boca abajo en un bloque de cuchillos de mostrador (con las hojas hacia arriba). Otra forma de conservar la nitidez: después de cortar, transfiere los alimentos a una sartén o tazón con el dorso de un cuchillo, en lugar de pasar la hoja por la tabla de cortar. Un cuchillo más afilado es un cuchillo más seguro.

Aprende a combatir incendios

Si tu extintor de incendios no está al alcance (en tu cocina, debería estarlo) antes de detenerte, dejarte caer y rodar, rocía bicarbonato de sodio sobre una pequeña estufa de grasa o estufa eléctrica para extinguir las llamas. Cuando se calienta, el bicarbonato de sodio libera dióxido de carbono, lo que ayuda a sofocar el fuego.

4

Hacks de jardinería

ESTA COLECCIÓN de consejos prácticos de jardinería y paisajismo te brindará nuevas técnicas efectivas para obtener el hermoso jardín y patio trasero que siempre has deseado.

Diseño de paisajismo *Plant-in-a-Pot*

¿Alguna vez deseaste poder reorganizar tu jardín después de ver cómo se ven las plantas maduras? Aquí hay una forma inteligente de hacerlo. Necesitarás un montón de macetas del mismo tamaño, para que encajen entre sí.

Coloca tus plantas en macetas dobles y luego entiérralas al nivel del suelo.

· · ·

Siempre que desees un cambio, levanta la maceta superior y coloca una diferente.

Este método también es muy ingenioso para traer plantas al interior durante el invierno. Este método es excelente para cambiar rápidamente las plantas de temporada y permite experimentar fácilmente con el color y la ubicación de las plantas y las flores.

Salvar el suelo con latas viejas

Para macetas profundas, llena el fondo con latas viejas y macetas. Las latas y macetas mejoran el drenaje y crean bolsas de aire para una mejor aireación y un suelo más saludable.

Ribete de césped simple

Para bordear tu césped, jardín o macizo de flores, coloca un 2×6. Mientras sostienes la tabla con el pie, pasa una pala plana a lo largo del borde de la tabla. Mueve el tablero según sea necesario para crear una línea limpia y recta.

Micro-invernadero

¿Te cuesta arrancar semillas o esquejes? Prueba los invernaderos de botellas de refresco. Corta el fondo de las botellas de refresco de 2 litros y quita las etiquetas. ¡Cada semilla tiene su propio micro invernadero! Retira los invernaderos una vez que las semillas hayan germinado y los esquejes estén enraizados.

Tubos de cartón para semillas

Para una manera fácil y ecológica de comenzar las semillas, guarda el tubo de papel higiénico y los tubos de toallas de papel. Corta los tubos en longitudes de 2 pulgadas y colócalos en una bandeja impermeable.

Llena los tubos con tierra para macetas y planta tus semillas.

Cuando las plántulas estén listas para mudarse al jardín, plántalas directamente en su tubo de cartón. El cartón se descompondrá. Asegúrese de mantener el tubo por debajo de la superficie del suelo, para que no absorba la humedad de las raíces.

Fertilizar plantas densas

Fertilizar arbustos u otras plantas densas requiere que el fertilizante llegue a la base de la planta, por lo que se recomienda usar una longitud de PVC de 2 pulgadas. Desliza un extremo hacia abajo hasta la base de la planta y vierte el fertilizante en la tubería. Corta la parte superior de la tubería a 45 grados para tener una abertura más grande para verter el fertilizante.

· · ·

Hidratación vegetal saludable

El agua que se deposita en el fondo de las macetas puede provocar la pudrición de la raíz. Para combatir este problema, corta esponjas viejas y colócalas en el fondo de la olla.

Las esponjas retienen la humedad y crean el espacio de aire necesario. También ayudan a evitar que el agua salga por el fondo. La esponja actúa como reserva de agua y mantiene la tierra húmeda por más tiempo.

Fácil esparcimiento de mantillo

Es más fácil acercar el mantillo a las flores y los arbustos si el mantillo está en un recipiente pequeño. Así que puedes colocar baldes y cubetas en una carretilla y llenarlos con mantillo. No importa mucho si el mantillo no alcanza el balde y cae en la carretilla. Una vez que hayas terminado de tirar los cubos, tira lo que quede en la carretilla en un área abierta y extiéndelo.

Invernadero de la barra de ensaladas

La próxima vez que vayas a una barra de ensaladas para el almuerzo, guarda el recipiente de plástico. Se puede reutilizar como un mini invernadero para sembrar semillas en primavera. Cuando hayas terminado con tu almuerzo, lava bien el recipiente. Usa un punzón y un martillo para perforar algunos agujeros pequeños en la parte superior del recipiente para que fluya el aire.

. . .

Luego llena la mitad inferior con una mezcla para macetas o con tu propia tierra especial para semillas. Planta tus semillas, esparciéndolas en el recipiente como se sugiere en el paquete de semillas.

Dale a las semillas un pequeño trago de agua y cierra la tapa. ¡Coloca el recipiente en un lugar soleado y espera pacientemente a que broten sus semillas!

El recipiente de plástico transparente actúa como un invernadero, permitiendo que el sol y el calor lleguen a las plantas mientras retiene la humedad.

Taza de café para llevar para regar las plantas

Una taza de café limpia para llevar con tapa es una excelente regadera. El agujero en la tapa tiene el tamaño perfecto para verter el agua lentamente, para que no riegues demasiado tus plantas. Esta regadera rápida es especialmente útil para plantas como el aloe vera y los cactus que no requieren mucha agua. O para plantas de oficina, ya que las tazas de café limpias para llevar con tapas suelen estar fácilmente disponibles. Asegúrate de lavar bien la taza y la tapa antes de volver a utilizarla como regadera.

Tapón de suciedad del filtro de café

Cada primavera, hay gente que pasa mucho tiempo adornando su terraza con flores, concentrándose religiosamente en cada parte: plantar las plantas de semillero, regarlas a diario y relajarse en el sillón disfrutando de su belleza. Pero hay una cosa que puede volver loco a cualquiera.

Es muy común tener problemas para evitar que la tierra fluya por el fondo de las plantas en macetas al momento de regar. Se puede intentar usar piedras más grandes en el fondo de las macetas, pero eso no resuelve el problema por completo.

La solución es colocar un filtro de café en el fondo de la maceta antes de llenarla de tierra. El filtro de café detiene la suciedad mientras permite que el agua fluya y no sature la planta.

Cómo convertir una jarra de leche vacía en una regadera

Cuando solo tienes una regadera, es común la necesidad de rellenarla cuatro o cinco veces para regar todas las plantas que puedes tener en el patio. En lugar de comprar más regaderas caras, puedes usar jarras de leche viejas. Solo debes hacer algunos agujeros en las tapas, llenar las jarras con agua y listo.

. . .

Truco de fertilizante de sal de Epsom

La sal de Epsom (sulfato de magnesio hidratado) es conocida por sus usos como remedio casero, pero el jardín podría ser el lugar donde más brille. Al igual que los fertilizantes comerciales, la sal de Epsom contiene magnesio, que ayuda en la germinación de las semillas, la producción de clorofila y la absorción de nutrientes vitales como el nitrógeno y el fósforo.

La mayoría de las plantas crecen mejor con una proporción de dos cucharaditas por un galón de agua por mes. También puedes diluir la sal de Epsom con agua en una botella y aplicar como un spray foliar. La nebulización de la planta aumenta en gran medida su crecimiento. Esto funciona especialmente bien en vegetales y rosas.

Nuevo uso para viejas piezas de juegos de patio trasero

Pasamos mucho tiempo plantando, fertilizando y regando nuestras flores. Pero, de hecho, incluso algo tan sencillo como arrastrar la manguera por el jardín, puede llevar a problemas como el rastrillar sin darte cuenta y llegar a destruir un ramo de flores. Es por esto que puede resultar bastante útil delimitar un camino para la manguera usando los portillos de, por ejemplo, un juego de croquet. Mientras estás regando, pasas la manguera a través de las ventanillas, manteniendo tus flores seguras.

. . .

Controla tus plantas trepadoras con bridas

Hacer que tus enredaderas corran justo como quieres es complicado. Para dirigir las enredaderas, coloca bridas alrededor de los tallos, atándolos a cualquier cosa estable. No ates las vides con demasiada fuerza. Necesitan poder moverse y crecer.

Jardineras de chimenea

Para hacer estas macetas de terracota, ve con un proveedor de ladrillos y compra 3 pies de revestimiento de chimenea de arcilla. Córtalos a diferentes alturas con una sierra circular equipada con un disco de corte abrasivo. Puedes colocarlas en una terraza o patio, o acentuar tu jardín donde quieras, simplemente escoge tus lugares y entierra un poco los extremos en el suelo.

Llena los revestimientos con grava para drenaje, dejando 8 pulgadas en la parte superior para tierra para macetas. Dado que el agua puede drenar, los revestimientos no se agrietarán si se congelan. O simplemente coloca macetas sobre la grava y prepara las plantas para el invierno.

Invierte en una lona resistente

Nada es tan útil en proyectos de paisajismo como una lona duradera. Es excelente para mover hojas, malas hierbas, tierra y rocas pequeñas (entre otros materiales) de forma rápida y segura cuando se trabaja en el jardín.

También puedes usarla para cubrir plantas o materiales de jardinería en la plataforma de un camión cuando los transportas o para proteger proyectos de una fuerte tormenta.

Simplemente no dejes una lona sobre el césped por mucho tiempo, o matará tu césped.

Escondite de herramientas de jardín

Un buzón escondido detrás de los arbustos cerca de tu jardín proporciona un hogar conveniente para las herramientas. Un buzón pequeño podría llegar a costar menos de $20 en ferreterías y centros para el hogar. Los modelos de un mayor tamaño cuestan alrededor de $35.

Aficionados al bricolaje suelen acumular todo tipo de herramientas para todo tipo de proyectos. Sin embargo, la clave para mantenerse eficiente es asegurarse de tener siempre las herramientas adecuadas a mano.

Siembra de vegetales más fácil

Si tienes una huerta muy grande y tienes un estilo de vida ocupado o ciertas limitaciones, sabes que cuanto menos tiempo tengas que estar encorvado/a sobre tus manos y rodillas, mejor. Cuando estés listo/a para plantar nuevos vegetales, deja a un lado tu pala y agarra una excavadora para postes. ¡Solo una o dos zambullidas en el suelo para cada planta y tendrás hoyos del tamaño perfecto para todos tus cultivos!

Caddy para caja de camión

Las camionetas son excelentes para transportar cosas grandes, pero las cosas pequeñas tienen una forma de deslizarse por todos lados. Para resolver el problema, puedes hacer un caddy simple de 2x4 y sujetarlo con tornillos para cubiertas.

Los compartimentos ayudan a que los artículos pequeños, como las plantas de vivero, permanezcan en su lugar.

Una mejor manera de replantar

Cuando lleves a casa flores o arbustos nuevos para tu jardín, evita sacarlos de sus macetas de plástico por los tallos, porque puede dañar las plantas. En cambio, usa un cuchillo afilado para cortar dos o más lados de cada maceta para liberar la planta, teniendo cuidado de no arrancar las raíces al separar la tierra del contenedor.

. . .

Usa aceite mineral y una olla de arena para tus herramientas

Este truco asegura que tus herramientas estén siempre listas y limpias. Encuentra una olla o un balde pequeño y llénalo con arena limpia. Toma varias de tus herramientas de paisajismo más usadas y pégalas en la arena; se mantendrán erguidas y fáciles de agarrar de esta manera.

Cuando termine el día, rocía tus herramientas con una capa rápida de aceite mineral y vuelve a colocarlas en la arena.

Con el tiempo, la combinación de aceite mineral y arena ayudará a limpiar tus herramientas y evitará que se desafilen tan rápido.

Iniciadores de semillas de cáscara de cítricos

Las cáscaras de pomelo, naranja y otros cítricos son del tamaño adecuado para comenzar nuevas plántulas. Haz un agujero en el fondo de cada una para el drenaje y agrega un poco de mezcla húmeda y semillas. Luego, cuando llega el momento de moverlas afuera, planta todo el trabajo en el suelo, con cáscaras y todo.

· · ·

Es importante tomar en cuenta, sin embargo, que las cáscaras de los cítricos hacen que la tierra sea más ácida, así que solo se recomienda aplicar esto con plantas ácidas como rábanos, pimientos y similares.

Cubo de herramientas

Una cubeta de 5 galones es útil en el jardín, y no solo para recolectar malezas. Puedes cargarlo con todas tus herramientas de jardinería y transportarlas fácilmente de un lugar a otro. Si comienza a llover, proteges las herramientas con la tapa.

Pero esta es la mejor parte: funciona como un taburete portátil cuando necesitas descansar o podar un poco. El único problema es que la tapa puede ser difícil de quitar.

Resuelve eso cortando todas las lengüetas de plástico excepto dos. La tapa se abrirá y cerrará en un instante.

Ahorro de agua

El agua que se deposita en el fondo de las macetas puede provocar la pudrición de la raíz. Para combatir este problema, corta esponjas viejas y colócalas en el fondo de la olla. Las esponjas retienen la humedad y crean el espacio de aire necesario. También ayudan a evitar que el agua salga por el fondo. La esponja actúa como reserva de agua y mantiene la tierra húmeda por más tiempo.

5

Hacks para mejorar tu salud

Cuando se trata de la salud, los cambios radicales en la vida son especialmente difíciles de implementar e incluso más difíciles de sostener. Sin embargo, son los pequeños cambios que adoptas, mantienes y amas los que suman una diferencia significativa a largo plazo.

No hay duda de que una de las mejores cosas que puedes hacer por tu salud en general es hacer que el ejercicio sea una parte regular de tu vida. De hecho, los estudios han demostrado que incluso los niveles moderados de ejercicio pueden aumentar la energía y reducir la fatiga, mejorar tu concentración y toma de decisiones, y aumentar tu potencial creativo.

· · ·

Si estás tratando de perder peso, la verdad es que los cambios en la dieta casi siempre tienen un impacto aún mayor que el ejercicio.

Sin embargo, no tienes que volverte vegano o renunciar a los carbohidratos para siempre para ver los efectos positivos.

La investigación muestra que tu estado mental puede influir increíblemente en tu salud. Los sentimientos negativos como el estrés en realidad pueden suprimir tu sistema inmunológico. Cuando busques mejorar tu salud, no ignores cómo tu cerebro podría estar afectando al resto de tu cuerpo.

A medida que cambies tus hábitos, estarás más en forma, más saludable y más feliz de lo que jamás hubieras esperado.

Sigue una rutina de ejercicios consistente

La investigación sugiere que un entrenamiento temprano en la mañana es mejor para establecer y cumplir una rutina de ejercicios. Pero no te preocupes si no eres una persona madrugadora. Tu cuerpo puede adaptarse al entrenamiento en cualquier momento del día siempre que seas constante.

. . .

Trata de tomar una clase de yoga, spinning o de lucha con espada samurái japonés. Tener un tiempo establecido para hacer ejercicio te ayudará a mantenerte encaminado/a, y la clase y el instructor te brindarán un sistema de apoyo integrado.

Escucha música

Lo creas o no, la música no es solo una cura para el aburrimiento; también es una forma de mejorar el rendimiento, aumentar la motivación y reducir las distracciones.

Los aspectos más importantes de una lista de reproducción de entrenamiento son el tempo y la "respuesta rítmica", o cuánto te hace mover una canción. Los corredores tienden a preferir la música que tiene alrededor de 160 latidos por minuto, pero los efectos de motivación parecen estabilizarse en 145 latidos por minuto.

Camina y párate más en el trabajo

Las investigaciones continúan demostrando que los periodos prolongados de inactividad aumentan la obesidad, las malas posturas y el dolor crónico. Un escritorio de pie en el trabajo puede ayudar a reducir la cantidad de tiempo que pasas sentado/a. Si tienes reuniones semanales, intenta realizarlas mientras caminas para mejorar la presión arterial y el estrés (entre otras maravillas).

. . .

Consigue un compañero de entrenamiento

Al igual que ir a una clase, tener un amigo o compañero de trabajo que esté haciendo el mismo programa de acondicionamiento físico puede agregar responsabilidad, aliento y diversión. Una investigación indicó que entrenar con alguien que está más en forma que tú paga dividendos aún mayores.

Otro estudio encontró que incluso un compañero de capacitación virtual puede ser beneficioso para los participantes.

Contrata a un entrenador

¿Te cuesta esforzarte en el gimnasio? La investigación muestra que hacer ejercicio con un entrenador puede ayudar a aumentar tu motivación e intensidad durante los entrenamientos. Un estudio sugiere que trabajar con un entrenador ayuda a los clientes a aumentar la actividad al mismo tiempo que mejora tu actitud. Los entrenadores no siempre son fáciles de pagar, pero si estás comprometido/a con el derroche, no olvides de asegurarte de que el entrenador valga la pena.

Pon tu dinero dónde está tu boca

¿Sería más probable que hicieras ejercicio si tu dinero

estuviera en juego? Esa es la promesa de la aplicación *Pact*, que te ayuda a mantenerte motivado o motivada para lograr tus objetivos de acondicionamiento físico, salud o alimentación al poner una pequeña cantidad de dinero en efectivo para apostar por ti mismo/a.

Si no cumples con tu pacto, pagarás a otros usuarios de la aplicación que sí logren sus objetivos. Una comunidad similar es *DietBet*, donde tú comprometes dinero y te unes a un grupo más grande para cumplir con tus objetivos de pérdida de peso.

Comienza a maldecir

Por extraño que parezca, los investigadores exploraron si maldecir cuando se siente dolor mejora la tolerancia al dolor. De hecho, esta acción benefició a algunos de los sujetos, en gran parte porque indujo el instinto de "lucha o huida" y las reacciones físicas que lo acompañan.

Canaliza tu ira hacia metas positivas como alcanzar nuevos récords personales en el gimnasio, pero no asumas que es más saludable tener una boca sucia. Un examen de seguimiento reveló que cuanto más maldices, menor es el efecto que tiene en la reducción del dolor.

Visualiza el ejercicio

La investigación sugiere que el simple hecho de imaginar que se ejecuta esa última serie o se completa la última media milla puede ayudar a preparar el cuerpo para hacerlo realmente. Suena loco, pero es verdad. Si se hace correctamente, la visualización puede ayudarte a practicar la ejecución de movimientos motores específicos, mejorar el rendimiento e incluso fortalecer tu motivación intrínseca.

Entra a una carrera

Inscribirse a una carrera divertida es efectivo para establecer una rutina de ejercicios porque te brinda una meta concreta por la cual trabajar y una fecha límite para lograrla. ¡La *Color Run* es una de las favoritas!

Prueba el método Seinfeld

El famoso comediante Jerry Seinfeld reveló una vez el secreto que usó para convertirse en un mejor cómico. Cada día que escribía material nuevo, hacía una satisfactoria "X" roja en el calendario. Después de un tiempo, la cadena de X era algo que se sentía obligado a continuar. Cada día que vayas al gimnasio (o cualquier otro hábito que estés tratando de adquirir), haz una gran "X" roja en tu calendario para hacerte responsable y mantenerte motivado/a.

Descarga algún servicio de recordatorios

Un servicio de recordatorios mediante correo electrónico te notificará que debes entrenar (o cualquier otra cosa, en realidad) cuando lo desees. Básicamente, es como enviarte un correo electrónico a ti mismo/a, pero tú controlas su entrega futura. Lo puedes usar para todo, desde pagar facturas hasta darte un empujón de motivación todas las mañanas.

Compra un par extra de ropa para tener en el trabajo

Tomarte el tiempo por adelantado para pensar en las razones por las que no realizas actividades saludables valdrá la pena más adelante. Comprar un conjunto de ropa deportiva para tener en la oficina, asegurarte de tener una bolsa de deporte liviana, duplicar tus artículos de tocador, encontrar champú y desodorante que realmente desees usar y abordar cualquier otra excusa aleatoria (pero importante) ahora, en lugar de más tarde, hará una pequeña diferencia que sume mucho.

Registra los alimentos que consumes

Los estudios demuestran que hacer un seguimiento de la ingesta de alimentos puede ayudarte a perder peso y no recuperarlo. El seguimiento de las calorías puede ser defectuoso, pero puede funcionar. Aplicaciones como *MyFitnessPal* facilitan el proceso. *Withings* también vende una variedad de productos para monitorear la actividad, los signos vitales y los patrones de sueño.

Tira la basura

Deja todo lo que estés haciendo y deshazte de todo lo que realmente no quieras (o necesites) comer. Si está frente a ti, lo más probable es que lo comas. Así que lleva esas cosas muy, muy lejos y en su lugar opta por frutas frescas, verduras y otros alimentos ricos en nutrientes.

No bebas tus calorías

Muchas bebidas tienen azúcares, colorantes y saborizantes que tu cuerpo no necesita. Peor aún, es muy fácil aumentar de peso eligiendo refrescos, jugos, leche, alcohol y otras opciones en lugar de agua. Incluso las bebidas endulzadas de otras formas ("cero calorías") están cada vez más relacionadas con el aumento de peso. Dejar las gaseosas es una de las maneras más fáciles de mejorar la nutrición.

Sustituye con canela en tu café

En lugar de crema y azúcar, prueba la canela para darle un toque de sabor a tu café.

Cada Starbucks tiene algunos. No solo tiene menos calorías que la crema típica, sino que la canela también tiene numerosos beneficios para la salud: puede reducir los triglicéridos, el colesterol LDL (es decir, el malo) y los niveles de azúcar en la sangre. También contiene antioxidantes para estimular el sistema inmunológico e incluso puede mejorar la función cerebral.

· · ·

Elige un plato más pequeño

La ciencia demuestra que el plato que eliges para comer influye en la cantidad que pones en él. ¡Cambia a un plato más pequeño y podrías reducir tu consumo de calorías en un 20 por ciento!

Elige frescos o congelados en lugar de enlatados

Las verduras, las sopas y los frijoles enlatados contienen niveles más altos de sodio. Además, las frutas enlatadas a menudo están repletas de exceso de azúcar, lo que anula la mayoría de los beneficios para la salud. Las frutas y verduras congeladas mantienen más de su valor nutricional. Esto puede ayudarte a obtener tu batido, huevo revuelto o refrigerio sin tener que comprar siempre de inmediato.

Apaga la televisión y aléjate de la computadora cuando comas

Ver televisión (y películas o programas de televisión en tu computadora) mientras comes está asociado con comer en exceso y con malas elecciones de alimentos.

¡Y los comerciales de alimentos y bebidas poco saludables tampoco ayudan! Así que aléjate y concéntrate en tu comida cuando puedas.

Reemplaza los postres con frutas

La fruta es generalmente una forma mucho mejor de

satisfacer tu gusto por lo dulce que los postres tradicionales.

Como beneficio adicional, las frutas pueden proporcionar
fibra y antioxidantes, y pueden ayudarte a evitar el
temido bajón de azúcar después de las comidas. También
es increíble y casi siempre está disponible como opción
para salir a cenar.

Ve a tu ritmo

Cuando comemos rápido, es posible que nuestros
cuerpos no se den cuenta de lo llenos que están, lo que
hace que comamos en exceso. La mayoría de los
alimentos tardan al menos 20 minutos en digerirse. Así
que disfruta de lo que tienes, reduce la velocidad, haz una
pausa antes de tomar unos segundos y deja de comer
cuando te sientas lleno.

Mantente hidratado/a

Beber mucha agua tiene una sorprendente cantidad
de beneficios científicamente probados. Promueve la
pérdida de peso al reducir la ingesta total de energía y
mejorar el metabolismo.

Un estudio interesante de jugadores de fútbol mostró
que aquellos que bebían agua rica en hidrógeno antes del
ejercicio intenso también tenían más energía debido a los
niveles más bajos de lactato en la sangre, por lo que

también puedes pensar en esto como una estrategia de acondicionamiento físico.

Múltate por no seguir tus buenos hábitos

Dile a tus amigos que te confronten cortésmente cuando te entregues a malos hábitos y págales un dólar cuando te atrapen. Tu billetera te agradecerá por hacer ejercicio, dejar el alcohol y eliminar otros comportamientos que deseas cambiar.

Escribe

Las investigaciones sugieren que escribir nuestros pensamientos y emociones pueden reducir el estrés diario. Si son recuerdos difíciles, escribirlos puede disminuir su control. Si son positivos, documentarlos puede hacerte sentir más agradecido/a.

Entra a la ducha antes de acostarte

Una ducha tibia antes de acostarte puede bajar la temperatura corporal, ralentizando las funciones metabólicas como el ritmo cardíaco, la respiración y la digestión. Incluso puede ayudarte a dormir gracias a un descenso de la temperatura corporal (también es un gran lugar para dejar que tu mente divague y se te ocurran ideas).

Toma un poco de chocolate amargo o chicle

El chocolate amargo ayuda a regular la hormona del estrés cortisol y estabiliza tu metabolismo. Masticar chicle también puede reducir los niveles de cortisol. ¡Solo pensar en esto te puede hacer más feliz!

Pasa tiempo al aire libre (o al menos mira fotos de la naturaleza)

Además de la exposición a la luz solar (que tiene todo tipo de beneficios), salir al aire libre durante 15 minutos al día se ha relacionado con una mejor salud mental. Incluso solo mirar fotos puede aumentar la positividad, la felicidad y la estabilidad emocional.

Meditar

Es increíble la cantidad de investigaciones que respaldan los beneficios para la salud de la meditación, pero no te dejes intimidar. Es muy sencillo comenzar con aplicaciones populares como *Headspace* y *Calm.com* y luego, cuando llega el momento, también hay toneladas de formas inesperadas de profundizar.

Haz un crucigrama

Los juegos que requieren concentración, como los crucigramas, los rompecabezas de Sudoku o los programas de *Lumosity*, te ayudan a olvidarte del estrés y mejorar el enfoque.

Saborea los aromas

Es cierto: el simple hecho de oler el café de la mañana puede ayudar a reducir el estrés.

Quéjate (de manera razonable)

¿No te gusta el olor a café de la mañana? Entonces gime un poco. Expresar inquietudes de manera efectiva puede ayudar a su salud mental, especialmente si conduce a resultados.

Duerme mejor

Algunos científicos dicen que el sueño es el comportamiento de salud más importante. De hecho, escatimar horas de sueño se ha relacionado con todo, desde la obesidad hasta las enfermedades cardíacas. Es fácil pasarlo por alto, por lo que cualquier pequeña cosa que mejore la calidad de tu sueño ayuda.

Bebe menos (o al menos bebe más inteligentemente)

La ciencia dice que beber puede interrumpir el sueño al prevenir las interacciones químicas que tienen lugar durante las etapas más profundas de tu ciclo de sueño. En otras palabras, puedes quedarte dormido o dormida después de una larga noche de fiesta, pero la calidad del sueño no es la misma. Del mismo modo, las personas que duermen menos tienden a beber más. Es un círculo vicioso. No tienes que dejar de beber por completo, pero ser inteligente al respecto podría tener un gran impacto en tu sueño.

Corta la cafeína después de las 2 pm

A una persona normal le lleva más tiempo de lo que crees digerir la cafeína. Así que trata de dejar el café, los refrescos o las bebidas energéticas después del almuerzo, o tendrás un impulso inesperado a la hora de acostarte.

Evita las pantallas antes de acostarte

Tu teléfono, televisión y computadora tienen pantallas que emiten luz artificial o azul. Dado que pasamos el 90 por ciento de nuestras horas de vigilia mirando "rectángulos brillantes", eso definitivamente es un problema.

Esta luz suprime la liberación de melatonina, que ayuda a conciliar el sueño. Usa un programa como *f.lux* para cambiar el brillo intenso de tu computadora, o planifica un momento en la noche para acostar tu teléfono celular.

Salta el botón de repetición de la alarma

Presionar el botón de *snooze* de la alarma probablemente interrumpe el sueño REM profundo, lo que lleva a un sueño menos reparador y básicamente hace que los 10 minutos adicionales que conseguiste sean antiproductivos.

Aléjate de la alarma

Si no puedes resistirte a presionar el botón de repetición, intenta mover el despertador al otro lado de la habitación para que te veas obligado u obligada a levantarte de la cama para apagarlo. También hay todo tipo de despertadores creativos y extravagantes que volarán, rodarán por la habitación o incluso te obligarán a armar un rompecabezas antes de que dejen de sonar.

6

Hacks sobre tecnología

En este capítulo, repasaremos algunos de los trucos tecnológicos favoritos. Es posible que hayas oído hablar de algunos de ellos, especialmente cuando se trata de métodos abreviados de teclado y herramientas y sitios web útiles en línea, pero no está de más saber más sobre ellos.

Cambia entre mayúsculas y minúsculas

Para cambiar rápidamente el texto en Microsoft Word de mayúsculas a minúsculas, resalta la frase y presiona Mayus + F3. Los cambios recorren todo en minúsculas, la primera letra en mayúscula y todo en mayúsculas.

Resúmenes sin esfuerzo

Para obtener resúmenes rápidos de artículos en línea, obtén y usa la extensión TLDR de Chrome. El complemento te muestra la esencia del artículo para que puedas determinar si deseas leer todo.

Recuperar pestañas cerradas

Para volver a abrir una pestaña del navegador cerrada accidentalmente, puedes usar Ctrl (Windows) / Cmd (Mac) + Shift + T.

Mayor seguridad

Para obtener una contraseña difícil de descifrar, usa caracteres que no sean comúnmente usados en tu idioma que veas en tu teclado.

Correcciones rápidas y fáciles

Para corregir un ensayo largo, puedes pegar tu artículo en Google Translate y escucharlo. Esto facilita la detección de errores y la herramienta en sí puede ayudarte a detectar errores tipográficos menores.

Corrección especializada

Revisa tu escritura o documento con la herramienta digital de *AfterTheDeadline* para eliminar errores tipográficos y gramaticales, además de obtener ayuda con los estilos de escritura que logren mejorar la calidad de tus entregas escolares o laborales.

Presentaciones más eficientes

Increíbles y Sencillos Hacks para la Vida

Si guardas tu presentación de PowerPoint agregando al final .PPS en lugar de .PPT, tu archivo entra en modo de presentación de diapositivas cuando lo abres.

Carga rápida

¿Quieres cargar tu teléfono más rápido? Ponlo en modo avión. En pequeños experimentos con este *hack* se ha encontrado que la diferencia es de solo 3 minutos, pero técnicamente, sigue siendo "más rápido". ¡Pueden ser valiosos en casos de emergencia!

Ayuda a tu negocio

Puedes buscar un nombre de dominio en varios TLD (*top-level-domain*) y averiguar cuánto cuestan a través de *iwantmyname.com*. Si eres un usuario web atento, últimamente podrías ver nuevos tipos de dominios aquí y allá...

Nivelación rápida y fácil

¿Colgando un cuadro, pero no tienes nivel? Bueno, tu iPhone puede ayudar. Abre la aplicación *Measure*, toca la opción *Level* y coloca tu teléfono plano contra la superficie para lograr una suspensión bien balanceada.

"Descongelar" un teléfono

¿Quieres una forma rápida de descongelar un teléfono que se ha trabado o "congelado"? Conéctalo a su cargador.

Uso del teclado en páginas web

Al presionar la barra espaciadora se desplaza hacia abajo una página web; presionar la barra espaciadora + Shift te permite desplazarte hacia arriba. Para desplazarte hacia los lados u horizontalmente en una página web, presiona Shift hacia abajo y luego desplázate con el mouse. Presionando Cmd hacia abajo y luego desplazándote con el mouse, acercas o alejas la página web en la que te encuentras.

Mayor orden a tus cables

Fija clips de pan a cada cable o cable de alimentación, luego etiqueta los clips con un bolígrafo o marcador para reflejar qué cable es cuál. También puedes utilizar pinzas de cocodrilo para organizar, separar y mantener los cables al alcance.

Prepárate para una emergencia

Mantén una lista de los números de las compañías de tarjetas de crédito o líneas directas para cancelar tus tarjetas rápidamente, en caso de que pierdas tu billetera o teléfono.

. . .

Puedes hacer esto en papel o tenerlo en un correo electrónico.

Escondite para tu dinero

Guarda algo de efectivo de emergencia entre el pequeño espacio de tu teléfono y tu carcasa, por si acaso.

Haz favores con precaución

¿Alguien necesita usar tu iPhone para hacer una llamada? Usa *Siri* desde la pantalla de bloqueo para hacer la llamada. La otra persona no tiene acceso a ninguna otra aplicación en tu teléfono de esta manera.

Elimina molestias

¿Recibiste otra llamada de un vendedor telefónico?

Presiona el botón para bajar el volumen para silenciar rápidamente el timbre.

Búsquedas en Internet más especializadas

Tu mejor compañero de búsqueda para tareas universitarias no es google.com. Utiliza *scholar.google.com* en su lugar.

. . .

Intenta agregar "/PDF" al final para encontrar copias descargables.

Alarga la vida de tu computadora

Las baterías de las computadoras portátiles pueden durar más si las cargas hasta solo el 80 % en lugar del 100 % completo.

Encuentra canciones de manera no convencional

Si no puedes recordar el título de una canción, pero conoces la melodía o la letra, tararéala o cántala en *Midomi* para obtener el título.

Mejores precios para las vacaciones

Al reservar vuelos u hoteles en línea, borra las cookies antes de comenzar a buscar, o compra en modo de incógnito, para obtener precios más bajos.

La mejor música para concentrarte es la *geek*

La mejor música de fondo para trabajar con la mínima interrupción son las bandas sonoras de los videojuegos. Se considera que este es el mejor tipo de música para trabajar porque está diseñada para no interferir con tu enfoque mientras estás jugando, lo que también se aplicará a tus tareas diarias.

Recupera tus juegos favoritos

¿Quieres jugar Tetris en Mac? En Terminal, escribe *Emacs* y luego presiona *Enter*. Presiona *Esc* + X, escribe "tetris" y *Enter*. Usa las teclas de flecha para mover y rotar tus bloques de Tetris.

Guíate por los problemas resueltos

Para encontrar la solución a uno de tus muchos problemas de solución a problemas de la computadora, agrega la palabra "Resuelto" a tu explorador de archivos para examinar los resultados.

Controla tus impulsos ante las redes sociales

Usa la aplicación de *SelfControl* para bloquear sitios de redes sociales por un periodo específico de tiempo. Genial aplicación, nombre irónico.

Comparte tu música

Para una división equitativa del sonido de tus canciones cuando compartes tus auriculares con un amigo, activa la opción de audio Mono en tu teléfono.

. . .

Ahorra espacio en tu computador

Guardar un archivo de Excel como .XLSB reducirá el tamaño a la mitad o un 75%.

Termina con la molestia de las alarmas eternas que no son tuyas

¿La alarma matutina incesante de alguien suena, pero el/la propietario/a se niega a levantarse y apagarla? Puedes llamar a su teléfono para apagarlo para ellos.

Recupera tu dinero

Si compras un producto en Amazon y hay una caída de precio dentro de los primeros 7 días, puedes obtener un reembolso por la diferencia de precio.

Nunca es suficiente precaución

Para evitar enviar correos electrónicos a la persona equivocada, escribe tu correo electrónico primero y escribe el correo del destinatario al final.

No compres inmediatamente un nuevo cartucho de tinta negra

Si tu impresora no tiene tinta negra, cambia el color de la fuente a #010101 para un 99 % de gris.

. . .

Resuelve tu emergencia de batería

¿Te encuentras en un hotel sin tu cargador? Verifica el televisor en busca de un complemento USB, si el televisor lo tiene, podrás cargar tu celular sin problema.

Cómo decidir por nuevos auriculares

¡Con una canción! *Bohemian Rhapsody* es la pieza musical perfecta para probar auriculares y altavoces debido a la gama de agudos y graves.

Reutiliza tus viejas cajas de cassette

¿Tienes una vieja caja de cassette por ahí? No la tires, utilízala como soporte o apoyo para tu teléfono móvil.

Conviértete en el rey o la reina de los GIF

¿Quieres una forma rápida de convertir parte de un video de YouTube en un GIF? Agrega "GIF" después de "www". y antes de "youtube" en la URL del video.

Líbrate del formato que no quieres

Para pegar el texto copiado sin el formato, usa Cmd (para Mac) / Ctrl (en Windows) + Shift + V.

Borra tus datos de navegación rápida y fácilmente

En Chrome, haz clic en Cmd / Ctrl + Shift + Supr para acceder rápidamente a la ventana "Borrar datos de navegación".

. . .

Prepárate mejor para tus exámenes

Para encontrar pruebas de muestra para un examen que se avecina, puedes buscar en Internet "site:edu [subject] exam".

Elimina las restricciones en YouTube

¿No puedes ver videos de YouTube que tienen restricciones de edad, pero no deseas iniciar sesión para hacerlo?

En la URL, elimina "watch?v =" y reemplázalo con "v/".

Puedes evitar los bloqueos del trabajo o la escuela

Para evitar el bloqueo de un sitio web por parte de tu escuela u oficina, puedes usar *Google Translate* como proxy pegando la URL del sitio en él.

Identifica los lados de tus auriculares

Haz un pequeño nudo a cada lado del auricular para identificar el lado izquierdo o derecho de los auriculares.

Corrige tus cuentas de manera rápida

En la aplicación Calculadora de iPhone, deslízate

hacia la izquierda o hacia la derecha para eliminar el último número.

Adelántate a cualquier evento desastroso

Si vives cerca de un estadio o una sala que alberga eventos públicos, puedes configurar Alertas de Google para la ubicación y así evitar ser "sorprendido/a" por una congestión de tráfico repentina.

Mantenlo todo en tu teléfono

Tome fotografías de avisos importantes, recibos, invitaciones, tarjetas de presentación, listas de compras para un fácil acceso. No vuelvas a perder tu rastro en papel. Se recomienda tomar una foto de las tarjetas de presentación que la gente te entregue, en caso de que las pierdas.

Identifica la hora que necesites

Si necesitas recordar la hora de algo específico que sucedió, haz una llamada perdida a cualquier número, pues así podrás obtener una marca de tiempo (muy precisa).

Identifica la hora de llegada de cualquier vuelo

¿Quieres sorprender a alguien en el aeropuerto, pero no sabes su hora de llegada o el número de vuelo? Googlea desde y hacia dónde vuelan, y la aerolínea en la que están, por ejemplo, *Singapore Airlines* – Singapur a Londres. Obtendrás toda la información que necesitas.

Nunca olvides tus pendientes

Establece listas importantes, por ejemplo, agenda, eventos, lista de compras, mandados, como fondo de pantalla para tu teléfono.

Monitorea qué tan alta está tu música

Si presionas Shift + Volumen arriba / abajo en Mac, se emite un sonido que indica la intensidad del volumen.

Obtén una bocina casera

La forma más fácil de subir el volumen del altavoz de tu teléfono inteligente es usar una taza vacía.

Identifica la capacidad de carga de tus baterías

Rebota las baterías para ver si están buenas o malas. Cuanto más alto rebotan, menor es la carga que tienen en ellas.

Lleva tu investigación a un nivel más allá

Este es para desarrolladores que se preguntan qué tecnologías y servicios se ejecutan bajo el capó de los sitios web, o simplemente para los/las curioso/as de la tecnología.

Puedes diseccionar un sitio con BuiltWith.com.

Siéntete como un/a espía

Envía notas que se autodestruirán después de leerlas o después de un número específico de días, a través de priv-note.com.

Encuentra los sonidos que necesites

¿Necesitas clips de sonido? Visita freesound.org para obtener fragmentos de sonido muy específicos.

Elimina archivos innecesarios sin esfuerzo

Para eliminar archivos o carpetas rápidamente sin arrastrarlos a la papelera, solo usa Shift + Supr.

Manipula fácilmente tus archivos PDF

Al ser confiable y universal, PDF es uno de los formatos de documentación electrónica más conocidos que se utilizan en la actualidad, sin embargo, puede llegar a ser difícil editarlos o convertirlos.

· · ·

Smallpdf es un lugar divertido donde los archivos PDF se convierten a otros formatos, como JPG, PPT, Word y Excel.

También desbloquean, dividen y fusionan archivos PDF.

Para ver, editar o anotar en documentos PDF, puedes hacerlo en línea a través de PDFEscape.com.

Organiza tus pestañas

¿Tienes muchas pestañas abiertas en Chrome? Usa Cmd + 1, 2, 3 para ir a pestañas específicas según su posición, o usa Cmd + Tab para recorrer las pestañas.

Pausa tus videos eficientemente

Toca la letra K para pausar un video de Youtube, sin importar dónde hiciste clic por última vez en la misma página

Abre nuevas pestañas

Haz clic en un enlace con el botón de desplazamiento de tu mouse para abrirlo en otra pestaña del navegador.

. . .

Cierra rápidamente las pestañas inservibles

¿Tienes muchas pestañas abiertas? Haz clic en una pestaña del navegador con el botón de desplazamiento del mouse para cerrar rápidamente las pestañas que no necesitas usar más.

Acelera el proceso de instalación de aplicaciones múltiples

Instala varias aplicaciones a la vez con la ayuda de Ninite.

Es el mejor ahorro de tiempo.

Descubre atajos en tu Mac

En Mac, Ctrl + clic funciona de la misma manera que hacer clic con el botón derecho del mouse.

Elimina la ubicación de la ecuación

¿No deseas que tus búsquedas en Google se basen en la ubicación? Entonces ve a google.com/ncr. NCR significa "ninguna redirección de país".

Ten una fuente única y personalizada

Hay miles de fuentes disponibles, pero puedes estar seguro/a de que alguien en algún momento estará usando las mismas que tú. Si quieres aplicar un toque personal a tus documentos, convierte tu escritura a mano en una fuente con *MyScriptFont*.

Trucos para Excel

En Excel, para resaltar toda la fila (horizontal) usa Shift + barra espaciadora, y para resaltar toda la columna (vertical), usa Control + barra espaciadora.

Identifica si los servicios de alguna aplicación han caído

Muchas empresas de tecnología tienen una página de estado que te permite saber si sus servicios están caídos. Por ejemplo, aquí están los enlaces para ir a las páginas de estado de Apple (https://www.apple.com/support/systemstatus/) y Facebook (https://status.fb.com/graph-api).

Aprovecha la biblioteca de audio de YouTube

La biblioteca de audio de YouTube tiene música que puedes descargar y poner en cualquiera de tus videos de YouTube.

No te pierdas de ningún evento importante

. . .

Mantente al tanto de fechas importantes como lanzamientos de juegos, películas y álbumes, eventos importantes y más con la ayuda de Forekast.

Consigue un espejo de manera rápida

¿Necesitas un espejo rápido? Enciende la cámara frontal de tu teléfono inteligente, como lo harías normalmente al tomarte una *selfie*.

Haz compras inteligentes

¿No sabes qué smartphone comprar? Busca algún *ProductChart* para ayudarte a reducir tus opciones según tus preferencias.

Mantén a salvo tus cargadores cuando viajes

No tires la caja en la que vino tu teléfono inteligente.

Son espacios de almacenamiento excelentes y resistentes para guardar los cables de carga y los auriculares que deseas llevar a todos lados mientras viajas.

Nunca te pierdas de un número de teléfono correcto

Para asegurarte de que alguien no te esté dando un número falso, léele a la persona el número incorrectamente y espera a que te corrijan. Si te corrigen, entonces es el número correcto.

Ayúdate en tus problemas matemáticos

¿Necesitas ayudar a tus hijos o sobrinos con un problema de matemáticas, pero este te dejó perplejo/a? Puedes obtener la aplicación *PhotoMath* y escanear el problema matemático con tu teléfono y la aplicación lo resolverá de manera automática por ti.

Mantén tus números de contacto a la vista

Pon un número de contacto de emergencia y un nombre en tu pantalla de bloqueo, en caso de que pierdas tu teléfono.

Encuentra rápidos significados

Para encontrar significados rápidos del diccionario, busca en Google "define: [tu término de búsqueda]".

Amplía tu vocabulario

¿Aprendiste una palabra nueva pero no sabes cómo usarla? Busca la palabra en Google y luego ajusta los resultados de la búsqueda a "Noticias" para ver la palabra en uso práctico.

Investiga para estar al último grito de la moda

Si ves un atuendo en la televisión y quieres tener el

mismo atuendo, este sitio - *WornOnTV.net* - te ayuda a encontrar fácilmente la ropa que llevaban puesta.

Descarga un video de YouTube

Para descargar un video de YouTube, inserta "ss", después de www. y antes de youtube.com.

Líbrate de los terribles anuncios publicitarios en juegos y aplicaciones

Al jugar un juego móvil, la forma más fácil de detener los anuncios es jugarlo en modo avión.

Mejora tus resultados de búsqueda

Para obtener resultados de búsqueda más inteligentes, puedes usar la página WolframAlpha.com.

Resalta las partes importantes de páginas web

Con Marker.to puedes resaltar partes de una página web con un "marcador amarillo" y luego compartir la página anotada con amigos con un enlace.

Un truco de tecnología para músicos

Escribe, edita, imprime y comparte partituras completas con *Noteflight*. También es una gran herramienta de colaboración utilizada en las clases de música.

. . .

Considera cambiar tus fondos a un color oscuro

Los fondos de pantalla o temas más oscuros pueden ayudar a ahorrar entre un 6 % y un 8 % de la duración de la batería de los teléfonos inteligentes con pantallas AMOLED.

Encuentra más fácilmente los correos que buscas

Para realizar búsquedas en Gmail con mayor precisión, usa comillas ("") con tu palabra clave, por ejemplo, " factura".

Ordena tus correos electrónicos con archivos dentro de ellos

Usa "has:attachment" en la búsqueda de Gmail para enumerar todos los correos electrónicos que tienen archivos adjuntos.

Identifica la hora o el clima en cualquier parte del mundo

Para obtener la hora y el clima de una ciudad, solo busca en Google "[ubicación] hora" o "[ubicación] clima". Ejemplo "hora de LA" o " tiempo de LA".

. . .

Utiliza la tecnología para ayudarte a recuperar la paz

Do Nothing for 2 Minutes es un sitio web que quiere que no hagas nada más que mantener la calma y escuchar su música wave durante 2 minutos. Es una buena idea si en algún momento requieres hacer una pausa para seguir con tu pesado día.

Acorta los URL de manera efectiva

Con el script "bit.ly" de *TextExpander*, puedes acortar cualquier URL en prácticamente menos de 1 segundo.

Mejora tus fotografías panorámicas

Para tomar fotos panorámicas en iOS en una dirección diferente, simplemente toca la flecha para cambiar de izquierda a derecha o de derecha a izquierda.

Obtén fotografías de videos

Puedes tomar una instantánea del video que estás viendo a través de VLC Media Player. Solo debes presionar Shift + S en Windows o Cmd + Alt + S en macOS.

7

Hacks para cuidar niños pequeños

DE REPENTE TIENES un nuevo trabajo más difícil que cualquier posición a tiempo completo, y su nombre es "bebé".

Ya sea que tengas un nuevo sobrino o sobrina, que por alguna razón debas convivir con niños en tu ambiente laboral o que te hayas convertido en una madre o padre primerizo, es difícil hacer malabarismos entre cuidar a un niño y cuidarte a ti mismo/a.

Las noches pertenecen a las alimentaciones; los bolsos pertenecen a artículos para niños; y las horas se dividen por la poca capacidad de atención del infante. Estos son algunos trucos que diferentes padres y madres recomiendan para hacer el trabajo un poco más fácil, con el objetivo de ahorrar tiempo, dinero y cordura.

. . .

Por ejemplo, introducir a un bebé a los alimentos sólidos puede ser un proceso complicado, y enseñarle cómo comportarse en los restaurantes, un calvario. ¿Cómo lograr que amen la comida saludable que sabes que es buena para ellos? ¿Cómo evitar que protesten por el tedio del restaurante?

También, cuando eres padre, madre o cuidador/a primerizo/a, el tiempo es escaso: los minutos y segundos para ti son recursos valiosos que no deben desperdiciarse. El espacio en tu bolso también es un bien escaso, considerando la tonelada métrica de equipo para bebés que se debe transportar a donde quiera que se vaya. ¡La organización puede hacer tu vida MUCHO más fácil!

Otro aspecto importante es que los niños pequeños no necesitan juguetes lujosos para mantenerse entretenidos. ¡El mundo entero es tan mágico y nuevo para ellos que los artículos cotidianos son lo suficientemente entretenidos! Así que exploremos juntos estos *hacks* para la convivencia con infantes.

Incorpora las verduras a escondidas

Intenta mezclar verduras en un batido con fresas para los comedores quisquillosos.

· · ·

Aprovecha que a los niños pequeños aún les llama la atención la comida para bebés

Generalmente se acostumbra a los bebés a comer purés, ya sea comerciales o caseros, y la mayoría de ellos son vegetales verdes, amarillos y anaranjados. Puede que un niño un poco mayor llegue a sentir celos viendo esto, pensando que es genial comer la comida de su hermanita o hermanito. Así que aprovecha y dáselos: judías verdes, calabaza, lo que sea, ¡se lo comerán!

1. Haz de la hora de comer un juego

Para aquellos con niños pequeños, en los restaurantes se recomienda ordenar alimentos que los pequeños puedan perforar con palillos chinos (también se recomienda llevar algunos en el bolso). Los ocupa haciendo algo diferente.

No olvides nunca las pajillas flexibles

Se recomienda llevar pajillas flexibles en cada bolso/bolsa de pañales para niños pequeños. Hace que sea mucho más fácil evitar derrames en restaurantes, en viajes en auto, reuniones, etc.

Horarios de alimentación como prevención de rabietas

Mantén a los niños dentro de un horario, especialmente con las comidas. Tres comidas balanceadas y dos refrigerios saludables al día evitarán la mayoría de los colapsos en los niños, especialmente en los niños pequeños.

La extracción de leche permite que papá ayude con la alimentación

Mantener alimentado a un recién nacido es un trabajo de 7 días a la semana, las 24 horas del día, por lo que cualquier cosa que pueda hacerlo más fácil es una bendición.

Para las mamás que amamantan, su extractor de leche es su mejor amigo, incluso para una mamá que se queda en casa.

Incluso si solo se extrae leche una vez al día, es benéfico hacerlo para que el papá pueda hacer una sola toma al día.

Por ejemplo, el padre podría hacerse cargo de la alimentación de las 10:30 a las 11:00 p. m. a las tres semanas, lo que podría dar a la madre la capacidad de tener un tiempo precioso por la noche para ella y la capacidad de acostarse temprano y dormir durante un buen bloque de horas.

. . .

Calienta tus biberones en cualquier lugar

Si estás bombeando exclusivamente y quieres algo de tiempo para salir y disfrutar de no estar atrapada en casa con un recién nacido, carga contigo un termo lleno de agua caliente para calentar los biberones en cualquier lugar: en el centro comercial, en el estacionamiento... También te ahorra dinero en lugar de comprar esos costosos calentadores de biberones para el auto.

Protege tu cama de los goteos de leche

Pon protectores de colchón del tamaño de un moisés sobre las sábanas de la lactancia nocturna-

Deshazte de las tareas no esenciales

No pierdas el tiempo doblando ropa de bebé u ocupándote de tareas que no te beneficiarán en nada.

Alimentación a la hora de acostarse = sueño más prolongado para los padres

Cambia el pañal y alimenta al recién nacido la mayor parte del tiempo justo antes de acostarte para que puedas dormir un poco más.

Mantén la bolsa de pañales preparada

Cada vez que llegues a casa, limpia tu bolsa de pañales y vuelve a llenarla para que esté lista para usar. Si tienes lo esencial listo para llevar, puedes agregar un refrigerio e irte en un tiempo menor. Esto te podrá salvar más de una vez de llegar tarde a tus citas.

No les des tiempo a los niños para desordenar sus atuendos fuera de casa

Cuando salgas siempre vístete primero. Una vez que estés listo o lista, viste a los pequeños. Una vez vestido/a, puedes incluir una combinación de toalla y delantal para mantener la ropa limpia e intacta.

Usa sabiamente la hora de la siesta del bebé o niño/a

¡Mientras el bebé o el infante duerme, no hagas nada que puedas hacer mientras está despierto! Es decir, doblar la ropa, ordenar cajones, etc.

Truco para cambiar sábanas

Dobla o pon capas en las sábanas. Cuando necesiten cambiarse, simplemente quita la primera capa y el siguiente juego estará listo para usar.

Comienza una dinámica de multitareas en el baño

Cepíllate los dientes mientras orinas. No hay tiempo para hacer estas cosas por separado. De verdad ten en cuenta que más de una persona te va a dar este truco particular para la crianza de los hijos, y es por razones específicas e importantes.

Prepárate para el futuro

Mantén tu *Babylist* mucho después de la fase inicial de 'necesidades del nuevo bebé' y envía el enlace a familiares y amigos que te pidan ideas de regalos para el primer cumpleaños del bebé, Navidad, etc.

No desperdicies tu dinero en una mesa para cambiar pañales

¡Es difícil ponerle un pañal a un bebé que se retuerce, se mueve e inquieta! Además, tener el pañal perfecto contigo en todo momento requiere mucha planificación por adelantado. En lugar de comprar una mesa para cambiar pañales, simplemente usa la cubierta que pondrías en la mesa para cambiar pañales en donde normalmente cambias pañales en casa (la cama, el sillón, etc.)

Juego de pantalones en la cara

Ponerle los pantalones al bebé en la cara mientras le cambias el pañal y cuando se los quite gritar *¡peek a boo!*, es una distracción muy útil para cambiar los pañales.

Más distracciones mientras cambias el pañal

Mientras cambies el pañal de un bebé, coloca una letra magnética en su frente y pretende que él o ella es invisible mientras está puesta. Estará tan distraído que no se moverá.

También puedes aplicar un truco similar, pero con una toallita limpia en lugar de una letra magnética.

Bombilla de luz roja para cambiar pañales por la noche

¡Los cambios de pañales a altas horas de la noche son difíciles al principio! En lugar de buscar a tientas en la oscuridad o encender una luz brillante, ¡compra una bombilla de luz roja! Tendrás suficiente luz para cambiar al bebé, ¡pero nadie se despertará por el impacto de la luz brillante!

Usa una toalla sanitaria como pañal sustituto de emergencia

Si te quedaste sin pañales durante los mandados, pero tienes una toalla sanitaria guardada, pégala en la parte inferior del pantalón o en un par de mamelucos para tener unos buenos 20 minutos hasta que puedas decidir tu próximo movimiento.

Da una vuelta por la casa

Los bebés tienen poca capacidad de atención y por eso puedes llegar a sentir que no haces nada. Entonces, mientras lavas los platos o doblas la ropa, si el bebé se pone quisquilloso, lo puedes levantar, dar una vuelta por la casa para que pueda mirar a su alrededor (y obtienes más pasos), luego ponerle en un lugar o ángulo ligeramente diferente, y tener otros cinco minutos para hacer tareas antes de repetir esta técnica.

Intenta llevar a la espalda a tu bebé

¡Pon atrás a tu bebé! Cada vez que esté inquieto, puedes ponerle sobre tu espalda usando el portabebés, eso logrará calmarle instantáneamente. Podrás hacer muchas cosas y tu bebé disfrutará estar ahí.

Disipa la ira con una diversión tonta

Cuando los niños tengan una rabieta, simplemente distráelos con algo completamente diferente y usa una voz de princesa o algo así...

por ejemplo, si el niño llega a casa muy hambriento e irritado de la escuela y va hacia el gabinete de refrigerios casi llorando y perdiéndose por eso; para no quitarle el apetito antes de la cena, ofrécele subir y ponerse el traje que tanto le gusta. Eso hace la magia. Se olvida de que tiene hambre y está emocionado por su nuevo atuendo.

El contacto visual despierta a los bebés

Cuando el bebé se despierta durante la noche en busca de alimento o para cambiarle los pañales, ¡evita el contacto con los ojos! Dales abrazos/besos/amor, pero no los mires a los ojos. Pensarán que es hora de jugar y es posible que no quieran volver a dormir.

No despiertes a un bebé dormido

Este puede ser obvio, pero… Nunca despiertes a un bebé dormido. ¡Se despertará lo suficientemente pronto!

Aprovecha el *masking tape*

Para vuelos o viajes largos en coche con un pequeño, compra un rollo de *masking tape* para que la desenrolle. Lo mantendrá entretenido y distraído durante mucho tiempo, básicamente sin desorden ni limpieza. Además, es pegajoso, por lo que es menos probable que lo arrojen o lo dejen caer al suelo.

Patio de recreo casero

Aprende a balancear el asiento del automóvil como un péndulo. Una vez que dominas eso, serás adorado/a. Solo asegúrate de que estén bien sujetos a sus asientos.

Haz juguetes con chatarra y artículos para el hogar

Dale artículos para el hogar al bebé en vez de juguetes.

· · ·

Vasos de plástico para golpear, páginas de revista para rasgar, cajas de cartón para explorar. Junta palitos de helado de colores, pompones, bolas de algodón en un viejo recipiente de queso parmesano limpio, a tu pequeño le encantará sacarlos y volver a ponerlos. Hay dos solapas en estas tapas, un lado está completamente abierto y el otro tiene tres agujeros. ¡¡Lo mantendrá ocupado también en los restaurantes!!

Elemento de seguridad de respaldo

Ten siempre una mantita de respaldo, un osito de peluche, cualquiera que sea su elemento de seguridad. ¡Compra dos desde el principio porque uno se perderá y necesitarás ese respaldo en caso de que se agote o se suspenda!

Tómate un descanso

Baila con los niños, canta con los niños y juega con ellos, pero también reserva tiempo para usted. A veces, necesitarás un 'tiempo fuera'".

Ve de excursión

¡¡Saca al bebé al mundo pronto!! Una vez que están aquí, son parte del mundo... ¡Que aprendan a dormir con ruido y a ver gente!".

· · ·

Tómate el tiempo para disfrutar

¡Tómate el tiempo para admirar el milagro que llegó a tu vida! Con demasiada frecuencia estamos tan cansados que olvidamos por qué estamos cansados. Trata de destinar algo de tiempo para mirar al pequeño con el que estás y pensar en las razones por las que llegó a tu vida.

Respira

Trabaja en tus respiraciones profundas. Es hora de alejarse, reenfocarse, relajarse y concentrarse en el panorama general. Los días son largos pero los años pasan rápido.

Sé amable contigo y con los demás

Habrá días en los que sientas que estás fallando por completo en tu convivencia con los niños. Recuerda ser amable contigo mismo/a y saber que ocuparte de un infante no siempre es fácil. Tan absolutamente maravilloso como es, también es mucho trabajo. ¡No seas demasiado duro o dura contigo mismo/a! ¡Estás haciendo un gran trabajo! Todos nos sentimos un poco agotados y tenemos sentimientos de culpa pensando que podríamos hacerlo mejor. Ámate a ti mismo/a y serás una compañía aún mejor.

8

Hacks para mejorar tu atención

Tu CAPACIDAD para concentrarte en lo que quieres, cuando quieres y durante el tiempo que quieras es sumamente importante. Sin embargo, si eres como la persona promedio, tu atención seguramente no es lo máximo. Apenas puedes concentrarte en algo por más de unos pocos segundos. Francamente, tu mente está por todas partes.

Las buenas noticias: hay maneras de aumentar INSTAN-TÁNEAMENTE tu atención. Entonces, si estás tratando de terminar un documento técnico, estudiar un poco, leer un libro o, en general, deseas aumentar tu atención (idea inteligente), entonces sin duda te beneficiarás de estos *hacks*.

· · ·

Detén la multitarea

La multitarea es mala para la concentración. En primer lugar, realmente no existe la multitarea, en cambio, es tu cerebro cambiando rápidamente de una tarea a otra y, por lo tanto, debería llamarse tarea en serie o cambio de tarea.

El problema de cambiar de tarea es que tu cerebro no es muy bueno en eso. Cada vez que tiene que parar y reiniciar una tarea, pierde tiempo. Por lo tanto, se necesita más tiempo total para terminar dos tareas simultáneamente que para terminar las tareas una después de la otra.

Los investigadores sugieren que la multitarea reduce la productividad hasta en un 40%. Y en lo que respecta a tu atención, también tiene sentido: si quieres tener más atención, deja de dividirla en múltiples actividades.

En lugar de dispersar tu atención en dos o más cosas, solo pon toda tu atención en una cosa. Al hacer eso (*singletasking*), tendrás más atención en esa única cosa. Deja de realizar múltiples tareas y haz una cosa a la vez para canalizar instantáneamente tu atención y aumentar tu productividad hasta en un 40%.

. . .

Tómate un descanso

Toma descansos frecuentes para aumentar la atención, porque ¿¡adivina qué!? Aparentemente, no se supone que nuestros cerebros se concentren en una sola cosa durante largos períodos de tiempo. Un estudio en la revista *Cognition* mostró que las personas pueden mantener su concentración o vigilancia por mucho más tiempo cuando a sus cerebros se les da algo más en lo que pensar cada 20 minutos.

Ese parece ser el momento en que el pensamiento se vuelve menos eficiente. Entonces, solo porque tu mente no esté tan aguda después de un largo bloque de trabajo, no significa que estés completamente fatigado/a. En su lugar, podría significar que necesitas centrarte en otra cosa para actualizar la red neuronal específica que has estado usando.

Hay investigaciones que han encontrado que tomar 2 o 3 descansos durante cada hora para relajarse conscientemente, estirarse, meditar o hacer algo placentero, incluso durante 10 segundos, reducirá el estrés, mejorará tu conciencia y aumentará significativamente tu concentración y productividad.

. . .

Puedes tomar descansos breves cada 20 minutos para recargar algo de tu atención. Es una buena idea incorporar algunos de los otros consejos en sus descansos. Por ejemplo, podrías hacer un ejercicio súper rápido (punto 8), respirar profundamente (punto 9) o simplemente bostezar un par de veces (punto 11).

Ordena tu espacio

El desorden es terrible para la atención. El desorden literalmente drena la atención, el enfoque y la concentración de tu cerebro. Sobrecarga su cerebro y destruye tu capacidad de pensar con claridad. Existe un estudio que utilizó resonancias magnéticas y otras herramientas de diagnóstico para ver las reacciones del cerebro a estímulos organizados y desorganizados.

Los hallazgos son claros: el desorden disminuye significativamente la capacidad del cerebro para concentrarse. Cada pedazo de desorden parece luchar por tu atención, pues para tu cerebro es como si 50 cosas diferentes estuvieran gritando y exigiendo atención.

Pobre cerebro. Puedes intentar deshacerte del desorden innecesario y limpiar tu espacio. Recuerda que cada pieza de desorden absorbe un poco de atención de tu cerebro.

. . .

Cuanto más ordenes, mejor podrás prestar atención.

Escucha algo de música

La música ayuda con la atención, y no, no estamos hablando del último sencillo de Justin Bieber, sino de música sin letra.

Hay varios estudios que demuestran que escuchar este tipo de música puede mejorar significativamente tu capacidad de prestar atención.

Un estudio reciente muestra, por ejemplo, que escuchar un minué de Mozart aumenta tu capacidad de concentración y evita las distracciones. Intenta escuchar música relajante sin letra. No tiene que ser Beethoven, Bach o Mozart, ya hablamos de las bandas sonoras para videojuegos... solo asegúrate de que no tenga letras porque distraen y pueden dañar tu atención.

Toma una taza de café

El café es una de las bebidas más saludables del planeta.

Es una gran fuente de nutrientes y antioxidantes. De hecho, es la mayor fuente de antioxidantes en la dieta occidental estándar. Los estudios demuestran que aporta más antioxidantes que las frutas y verduras combinadas (aunque es necesario aclarar que esa dieta occidental estándar no es muy saludable).

El café también es una gran fuente de cafeína, que es la razón principal por la que el café llegó a esta lista. Múltiples estudios muestran que la cafeína es un refuerzo comprobado de atención y estado de alerta.

Y también aumenta varios otros aspectos de la función del cerebro humano, como el estado de ánimo, la memoria, la vigilancia, el tiempo de reacción y la función cognitiva general.

Así que sí, el café es un gran refuerzo para la atención. Sin embargo, hay dos situaciones en las que NO deseas depender de la cafeína y/o el café:

La primera es cuando son pasadas las 2pm: La cafeína tiene una vida media de 6 horas más o menos. Y los estudios han demostrado que la cafeína al final del día daña el sueño, por lo que es mucho más recomendable consumirla durante las mañanas.

. . .

La segunda es cuando ya sientes el nerviosismo, a veces es mejor reducir la velocidad que ir por otro golpe de cafeína.

Seguramente has experimentado esto al menos una vez, y también este efecto dependerá de tu tolerancia a la cafeína, pero es común que después de demasiados cafés te sientas excitado/a, nervioso/a y tu atención está por todas partes.

Bebe un poco de café para aumentar tanto tu energía como tu concentración. Sáltate el café si son más de las 2 p. m. y/o si ya estás tomando demasiada cafeína. Demasiado definitivamente dificultará tu capacidad para prestar atención.

Ah, y sáltate el azúcar...

Toma una taza de té

El hermano pequeño del café, el té, también es un buen refuerzo para la atención. La mayoría de los tés contienen cierta cantidad de cafeína que es en parte responsable de su capacidad para aumentar la atención.

. . .

Muchos tés también contienen el aminoácido L-teanina que aumenta la actividad del neurotransmisor GABA, lo que a su vez produce efectos contra la ansiedad. Y la L-teanina también aumenta la producción de ondas cerebrales alfa y dopamina en el cerebro.

Los efectos estimulantes de la atención y la energía de la cafeína + los efectos calmantes de la L-teanina conducen a un enfoque estable, sin nerviosismo y muy relajado. Un estudio interesante mostró que los bebedores de té eran más capaces de prestar atención y superaron a aquellos a quienes se les dio a beber un placebo (usaron té negro en este estudio).

Para efectos de mejora del cerebro realmente fuertes, puedes probar con un poco de yerba mate, matcha, gyokuro o sencha, siempre verificando en línea el recuento de cafeína de tu té. Algunos de ellos tienen mucha y por eso querrás evitarlos al final del día.

Puedes beber una taza de té para obtener un enfoque estable, tranquilo y sin nerviosismo. Los tés verde y negro suelen ser la mejor opción. O, si quieres probar algunos realmente fuertes, prueba la yerba mate, el matcha, el gyokuro o el sencha.

Recupera algo de tu atención con un paseo por la naturaleza

Los estudios demuestran que un paseo por un parque tranquilo es suficiente para refrescar tu capacidad de atención. Un paseo por la calle, por otro lado, se muestra que NO restaura tu capacidad de atención.

Los investigadores sospechan que no puedes "apagar" tu mente por completo durante un paseo por la calle. Eso es porque tu cerebro requiere demasiada atención para asegurarse de que no te atropelle un autobús. Puedes intentar dar un paseo por la naturaleza para restaurar tu capacidad de atención. Un parque cercano hará el truco, pero un bosque sería aún más poderoso.

Haz algunas flexiones (o burpees)

El ejercicio es una de las mejores cosas que puedes hacer por tu cerebro. En lo que respecta a la atención, los estudios muestran que es más alta durante aproximadamente 2 a 4 horas inmediatamente después de hacer ejercicio.

Un estudio encontró que el ejercicio aumenta el control cognitivo. Los estudiantes con TDAH que participaron en 20 minutos de ejercicio moderado pudieron prestar atención por más tiempo y obtuvieron mejores puntajes en las pruebas académicas.

. . .

Incluso solo 5 minutos, 2 minutos o 30 segundos pueden ser suficientes para aumentar el flujo de sangre a tu cerebro y aumentar un poco tu atención. Realiza una breve sesión de ejercicio justo antes de que necesites atención o durante uno de tus breves descansos (regresa al *hack* n.° 2). Algo tan simple como esto hará el truco: 20 flexiones, 20 burpees y 50 saltos (si puedes hacerlo afuera, eso es aún mejor).

Respira profundamente

El siglo XXI está regido por las distracciones... Hay una nueva alerta de Facebook, aquí hay un nuevo mensaje, hay algo genial para revisar, aquí hay otra ventana emergente, hay otro video de gatos... oh, y aquí está sucediendo algo más...

La cuestión es que cuando estás tratando de prestar atención, pero tu mente está nerviosa, distraída y, francamente, por todas partes... entonces probablemente sea hora de reducir la velocidad. Y la mejor manera de reducir la velocidad es cambiando tu respiración.

Toma algunas respiraciones profundas desde tu vientre. Inhala mientras cuentas hasta 6, sostén durante 2 segundos y exhala mientras cuenta hasta 7 (repite tantas veces como quieras). Este tipo de respiración profunda activa el sistema nervioso parasimpático de tu cuerpo (también conocido como tu respuesta de relajación), relaja tu cuerpo y ralentiza tu mente.

Una vez que hayas respirado profundamente unas cuantas veces, deberías sentirte mucho más tranquilo o tranquila y ser capaz de concentrarte mucho más fácilmente. Intenta respirar hondo unas cuantas veces para activar tu respuesta de relajación y calmar tu mente.

Mastica chicle

Masticar chicle puede aumentar tu estado de alerta y mejorar tu atención según algunos estudios. En otro estudio reciente, a 159 estudiantes se les dieron varias tareas cognitivamente exigentes, como resolver acertijos lógicos o repetir números aleatorios al revés. La mitad de los sujetos mascó chicle mientras que a la otra mitad no se le dio nada. Los asignados al azar al grupo de mascar chicle superaron significativamente a los del grupo de control en 5 de 6 pruebas.

Masticar chicle aumenta tu estado de alerta, aumenta tu atención e incluso te permite desempeñarte mejor en las pruebas cognitivas.

Así que mastica chicle. Eso es (y si es posible, consigue gomas de mascar endulzadas con xilitol. No quieres azúcar ni edulcorantes artificiales en tu sistema... te están ralentizando).

Bosteza

No, eso no es un error. Bostezar es una excelente manera de aumentar el estado de alerta y aumentar la atención. Hay algunas personas que afirman que "bostezar es uno de los secretos mejor guardados de la neurociencia".

Y aconsejan a todo el mundo bostezar tantas veces como sea posible a lo largo del día; cuando nos despertamos, cuando nos preparamos para irnos a dormir, cada vez que sentimos ira, ansiedad o estrés, antes de dar un discurso o cuando enfrentamos un problema difícil en el trabajo. O, por supuesto, cuando necesitamos un pequeño impulso de enfoque.

Existen diversos estudios que muestran los efectos positivos comprobados del bostezo. Existen razones imprescindibles para bostezar como que se estimula el estado de alerta y la concentración, se optimiza la actividad cerebral y el metabolismo, se mejora la función cognitiva, aumenta la recuperación de la memoria, mejora la conciencia y la introspección, reduce el estrés, relaja cada parte de tu cuerpo, mejora el control de los músculos voluntarios, mejora las habilidades atléticas, afina tu sentido del tiempo, aumenta la empatía y la conciencia social, potencia el placer y la sensualidad.

Realmente deberías usar este *hack* con más frecuencia, porque cada vez que bosteces varias veces durante el día, te sentirás mucho más relajado/a y tranquilo/a. Bosteza tantas veces a lo largo del día como sea posible. Durante tus breves descansos (ver punto #2) sería una buena idea.

Toma una siesta

Tomar una siesta es una excelente manera de agudizar tu atención y volver más fresco o fresca, con más energía y más productivo/a. Un estudio en particular mostró que una siesta de 26 minutos puede aumentar el rendimiento en un 34 %.

Otros estudios muestran que una siesta puede mejorar la somnolencia subjetiva, el nivel de rendimiento y la confianza en uno mismo, así como reducir el estrés y mejorar la flexibilidad cognitiva después del almuerzo (la capacidad de realizar múltiples tareas).

Dos consejos rápidos para aprovechar al máximo la siesta: mantén tu siesta entre 10 y 30 minutos.

· · ·

Menos de diez minutos parecen traer pocos efectos, mientras que más de 30 minutos te dejan en riesgo de despertarte más cansado/a que antes (porque has entrado en un ciclo de sueño más profundo).

El segundo es tomar tu siesta entre la 1 y las 4 pm: ese parece ser el punto ideal simplemente porque es cuando la mayoría de nosotros cae en algún tipo de depresión por la tarde. No tomes una siesta demasiado tarde en el día porque eso puede interrumpir tu sueño por la noche.

Toma una siesta para refrescarte y obtener un impulso significativo en tu atención y rendimiento por la tarde. Para aprovecharlo al máximo, toma una siesta entre la 1 y las 4 pm y durante unos 10 a 30 minutos. Por lo general, solo es necesario poner el temporizador en 30 minutos.

Toma una siesta con cafeína

Antes de tomar la siesta, bebe un poco de café o agrega una pastilla de cafeína (100-200 mg). La investigación muestra que la efectividad cognitiva y conductual de esta llamada siesta de café o cafeína es mejor que los efectos de simplemente dormir la siesta o simplemente beber café.

. . .

En varios estudios, la combinación de siesta y café condujo a puntajes más altos en una prueba de simulador de conducción que solo la siesta o solo las alternativas de café.

Si deseas el mayor impulso posible en el estado de alerta y el enfoque, elige siestas de café.

Toma una siesta con cafeína para obtener los beneficios tanto de la siesta como de la cafeína. Esto conduce a un impulso significativamente más fuerte que solo tomar una siesta o solo cafeína.

9

Hacks para los dueños de mascotas

Los dueños de mascotas tienen que lidiar con muchas situaciones problemáticas que su pequeño acompañante trae a su hogar. Existen algunos trucos increíbles para lidiar con este tipo de problemas que todo dueño de un perro, gato o similares, debería saber, que en definitiva harán el proceso más fácil.

Limpiador líquido casero para eliminar olores y manchas

Un bricolaje fantástico es la preparación de un desodorante y quitamanchas para mascotas. Tienes que mezclar una taza de peróxido de hidrógeno al tres por ciento con dos cucharaditas de jabón líquido para lavar platos (uno suave).

Puedes utilizarlo para la orina de perro, absorbiendo el líquido antes de limpiar.

. . .

Espolvorea generosamente la mancha con bicarbonato de sodio y déjala reposar durante un tiempo. A continuación, puedes utilizar este limpiador líquido para restregar el bicarbonato de sodio en polvo en la tela. Deja que se seque y puedes aspirar el área.

Pastilleros caseros para mascotas testarudas

Tener un animal obstinado a veces es un gran problema.

Pueden decir que no a los medicamentos y luego apegarse a su decisión a toda costa. Pero puedes engañarlos preparando bolsitas de pastillas en casa. Todo lo que necesitas hacer es mezclar leche, harina y mantequilla de maní crujiente (sin xilitol), hacer pequeñas bolas de esta mezcla y crear agujeros en un extremo con palillos: así se convierten en bolsillos para pastillas. Puedes guardarlos en el congelador para usarlos más tarde.

Tener una piscina inflable en casa

Este es un *hack* especialmente aplicable a perros. Si a tu perro le gusta jugar con agua fría durante los veranos calurosos, coloca una piscina inflable llena de agua fría en el patio. Llena la piscina con juguetes para masticar, pelotas y patitos de goma para que el perro disfrute de la diversión en la piscina.

La escobilla de goma elimina el pelo de las mascotas

Puedes usar una escobilla de goma para ventanas para quitar el pelo de las mascotas de la alfombra, los asientos del automóvil y los sofás. Una escobilla de goma puede eliminar de manera eficiente el pelo atrapado en la tela.

Repelente casero de pulgas y garrapatas

Todos los dueños de mascotas deben aprender este repelente casero de garrapatas y pulgas. Toma 8 onzas de vinagre, media cucharadita de bicarbonato de sodio, una cucharada y media de sal yodada y mézclalos en 4 onzas de agua tibia. Pon el repelente líquido en una botella con atomizador. Pulveriza el pelo de tu perro cada vez que salga de casa. Además de esto, el peinado regular también es esencial.

Antes de aplicar este *hack*, lo más recomendable es consultar con tu veterinario.

Truco del cepillo de dientes

Si tu cachorro o mascota adulta muestra resistencia a la rutina de cepillado de dientes, puedes esparcir una pequeña cantidad de pasta de dientes para mascotas en sus cuerdas o huesos masticables favoritos.

Haz un poste rascador

Si estás irritado o irritada por el hábito constante de tu mascota de rascarse con los muebles y las paredes, dejando olores apestosos, entonces puedes hacer un rascador. En una tabla de madera, pega dos o tres lijas de diferente grosor. Colócalas en posición vertical en algún rincón favorito de las mascotas de la casa y entrénalas para que rasquen allí.

El perejil puede refrescar el aliento

Algunas mascotas, en especial los perros, tienen aliento apestoso por lo general cuando algo de comida se atasca en sus dientes o cuando mojan la comida para perros. Cambiar a comida seca para perros puede ser una opción para evitar el problema. Si no quieres cambiar su dieta, puedes espolvorear unas hojas de perejil encima de la comida para mantener su aliento fresco, aunque esto no es recomendable en gran cantidad.

Amor por los juguetes de peluche semi destructivos

Si a tu mascota le gusta destrozar los juguetes de peluche, compra un *Hol-ee Roller Ball*, que puedes rellenar con muchos restos de tela y un trozo de golosina en el medio.

Tu mascota permanecerá ocupada durante horas para quitar las telas y obtener el premio.

Aceites esenciales para garrapatas y pulgas

Tener aceites esenciales como citronela, eucalipto, limoncillo, cedro y romero es una ventaja. Puedes usarlos para combatir pulgas y garrapatas de forma natural, libre de todos los químicos tóxicos.

Nuevamente, asegúrate de que tu veterinario lo recomiende antes de usarlo porque usar la cantidad correcta es importante.

Vaselina para las patas de los perros en invierno

Si a tu mascota no le gusta usar botines en invierno, puedes aplicar una capa de vaselina para proteger sus patas del frío. Sin embargo, ten cuidado de no dejar que el animal se lama las patas cubiertas con vaselina.

Cuelga un tablero de control de comida para tu mascota

Cuelga una tabla en un lugar visible para recordar si ya le has dado de comer a tu mascota o no. Agrega una marca de verificación en la pizarra cada vez que le sirvas la comida a tu mascota.

. . .

Golosinas heladas de verano

En verano, los perros especialmente necesitan mucha agua y también disfrutan de las golosinas heladas. Rellena sus cubitos de hielo con pequeñas rodajas de manzanas y vierte algo de caldo de pollo sobre ellas. El caldo de pollo debe ser sin cebolla ni ajo. Congélalo durante algunas horas y a tu perro le encantará el sabor.

Además de esto, puedes verter jugo de calabaza en los cubitos de hielo para congelar; lo que prevendrá el estreñimiento en los perros. El jugo de sandía sin semillas es otra opción sabrosa.

Aprende RCP para situaciones de emergencia

Los animales pueden atragantarse en cualquier momento y debes estar preparado o preparada para situaciones de emergencia. Se recomienda que tengas los conocimientos necesarios de RCP para salvar a tu mascota y a la de los demás.

Usa champú a largo plazo

Puedes ahorrar el dinero gastado en champú para perros actuando un poco sabiamente. Obtén una jarra de plástico y agrega agua al champú en una proporción de 4 a 1. No habrá desperdicio de champú y una menor exposición de tu mascota a los productos químicos del champú.

Conclusión

Sin duda cualquier atajo o consejo que logre facilitar un poco la vida, es un conocimiento valioso dentro de estas épocas tan ajetreadas y llenas de compromisos, responsabilidades y gustos que requieren que hagamos que el uso de nuestro tiempo sea lo más eficiente posible.

Los más de 300 consejos aquí presentados están pensados para ayudarte en aquellos aspectos de la vida que más se podrían beneficiar de tener algún truco o dos bajo la manga. Has aprendido cómo ahorrar espacio o mejorar tus ideas de almacenamiento, cómo mantener algunos alimentos frescos por más tiempo, qué atajos usar con tu teclado y algunas actividades valiosas que te permitirán concentrarte mejor... entre muchas otras cosas más.

Como ya lo sabes, puede que algunos de estos *hacks* apliquen a tu vida, que muchos otros no, y que algunos te hagan caer en el escepticismo total, pero vale la pena darles al menos una oportunidad para comprobar si son o no el truco hecho a la medida para ti.

Si bien pueden parecer poco elegantes o sacados de la manga, los *hacks* de vida nos dan una lección sumamente importante: todo se puede solucionar, y más importante aún: todo es mejorable. Supera tus antiguos métodos o aplica maneras de solucionar problemas que no considerabas, o que pensabas que eran irremediables. Eso es lo más importante de un *hack* en tu vida.

Y también, ¡aprovecha todo el tiempo que lograrás ahorrar! La idea es que todo el tiempo extra que puedas conseguir de estos consejos lo puedas aplicar en hacer lo que te gusta, te llama la atención o lo que, a la larga, te ayudará a conseguir una mayor calidad de vida.

Este es un conocimiento del que vale la pena hablar, por lo que compartir la información es sumamente importante.

Incluso, puede que tú tengas los propios, así que no te contengas en compartir lo que has aprendido en este libro y lo que ya sabes con aquellas personas importantes para ti.

Así que ya lo sabes, no esperes más, y pon manos a la obra. Preocúpate de ahora en adelante por utilizar tu tiempo en aquello que te apasiona y no en solucionar cosas tan sencillas como destapar un desagüe o limpiar la taza del baño. ¡El futuro te espera!

Referencias

CROW, S. 2020. "50 Easy DIY Home Hacks That Will Improve Your Life" en *Besti Life*. Recuperado de https://bestlifeonline.com/easy-home-hacks/

Flaherty, E. 2021. "24 Genius Gardening Hacks You'll Be Glad You Know" en *Family Handy Man*. Recuperado de https://www.familyhandyman.com/list/genius-gardening-hacks/

Flanzraich, D. 2014. "43 Science-Backed Health Hacks for Busy People" en *Buffer*. Recuperado de https://buffer.com/resources/43-science-backed-health-hacks-busy-people/

Gerhardt, N. 2022. "100 Home Hacks That Will Improve Your Life" en *Family Handy Man*. Recuperado de https://www.familyhandyman.com/list/100-home-hacks-that-will-improve-your-life/

Kinde, R. 2006. "What is a life hack or lifehacking?" en *Just Paste it*. Recuperado de https://justpaste.it/what-is-a-lifehack-or-lifehackin

Lee, S. 2021. "99 Tech Life Hacks You Should Know" en *Hongkiat.* Recuperado de https://www.hongkiat.com/blog/tech-life-hacks/

McDermott, N. 2020. "76 Kitchen Hacks to Save Time, Get Organized, and Stay Calm" en *Greatist.* Recuperado de https://greatist.com/health/kitchen-tips-hacks#tl-dr

N/A. 2016. "The Ultimate List of Parenting Life Hacks" en *Babylist.* Recuperado de https://www.babylist.com/hello-baby/the-ultimate-list-of-parenting-life-hacks

N/A. 2018. "15 Amazing Life Hacks for Dog Owners" en *Fitbark.* Recuperado de https://www.fitbark.com/blog/15-amazing-life-hacks-for-dog-owners/

Salzgeber, N. 2016. "14 Brain Hacks That Instantly BOOST Your Attention" en *NJlifehacks.* Recuperado de https://www.njlifehacks.com/instantly-boost-attention-focus/

www.ingramcontent.com/pod-product-compliance
Lightning Source LLC
Chambersburg PA
CBHW062117040426
42336CB00041B/1383